SCORPIO

NICOLE BONGARTZ

me yoga

Manifestation durch Yoga
Ziehe das Leben an, das du dir wünschst

SCORPIO

MIX
Papier | Fördert gute Waldnutzung
FSC® C083411

Der Umwelt zuliebe
- produzieren wir zu über 90 % in Deutschland
- achten wir auf kurze Transportwege
- drucken wir auf Papier aus nachhaltiger Waldwirtschaft und anderen kontrollierten Quellen

1. Auflage

Umschlaggestaltung: wilhelm typo grafisch, Zollikon
Umschlagmotiv: Hanna Witte
Layout und Satz: Margarita Maiseyeva
Foto Seite 9: © Yongsubi
Alle weiteren Fotos im Buch: © Hanna Witte
Lektorat: Angela Hermann-Heene
Druck und Bindung: CPI, Leck
ISBN 978-3-95803-611-6

Ansprechpartner für Produktsicherheit
Europa Verlage GmbH
Monika Roleff
Johannisplatz 15
81667 München
Tel.: +49 (0)89 18 94 733-0
E-Mail: info@europa-verlag.com
www.scorpio-verlag.de

INHALT

VORWORT

Als Kollege und Freund freue ich mich sehr, dass Nicole Bongartz einmal mehr die Yogaszene in Deutschland mit frischen, authentischen Ideen und tief gehender Inspiration bereichert. Unsere Freundschaft währt nun schon seit über zwanzig Jahren, und in all dieser Zeit habe ich ihren Mut, ihre Echtheit und ihre bemerkenswerte Fähigkeit bewundert, den Zeitgeist zu lesen und wegweisende Entscheidungen zu treffen, die die Yogaszene maßgeblich voranbringen.

Man kann ohne Übertreibung sagen, dass die Yogaszene in Europa ohne Nicole nicht den Stellenwert hätte, den sie heute genießt. Mit ihrem neuen Buch wagt sie erneut einen Schritt nach vorn und eröffnet uns eine klare Vision, wie wir Spiritualität und Bodenständigkeit harmonisch in unser Leben integrieren können. Noch ein weiteres Yogabuch darüber, wie man Trikonasana übt? Sicher nicht das, was die Welt gerade braucht. Nicoles Ansatz jedoch ist ein vollkommen anderer: Sie verbindet auf kreative und intelligente Weise die Themen Manifestation und Yogpraxis – Inhalte die bereits bekannt scheinen, jedoch von Nicole vollkommen neu beleuchtet werden.

Kreative wie Nicole haben die herausragende Gabe, Menschen mit neuen Ideen vertraut zu machen und das Vertraute in ein neues Licht zu rücken. So bewegen sie die Welt. Mit großer Neugier und aufrichtiger Bewunderung werde ich beobachten, wie sie die Zukunft des Yoga manifestiert und Impulse für die weitere Entwicklung setzt.

Namaste.

Young Ho Kim

Dezember 2024

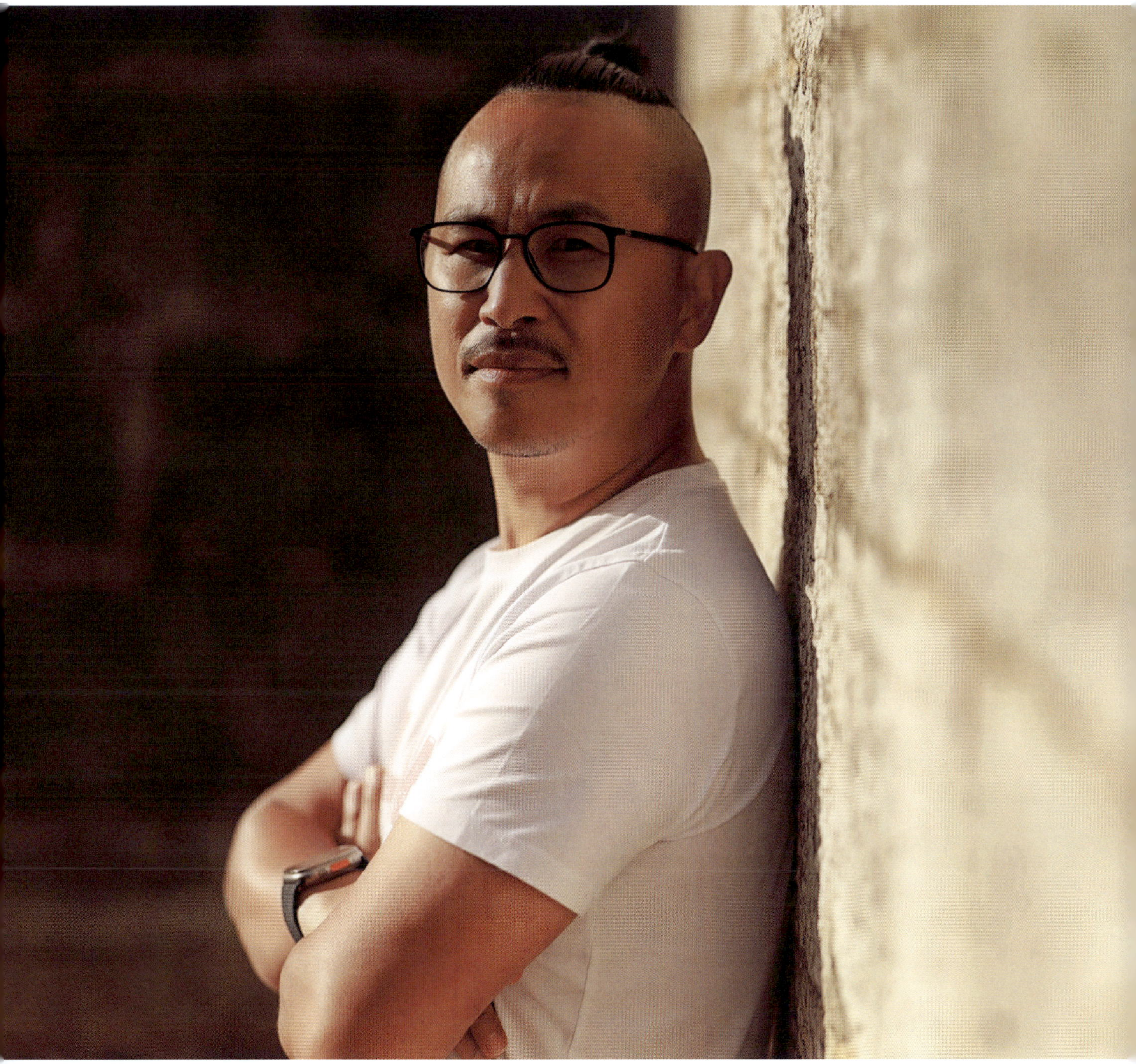

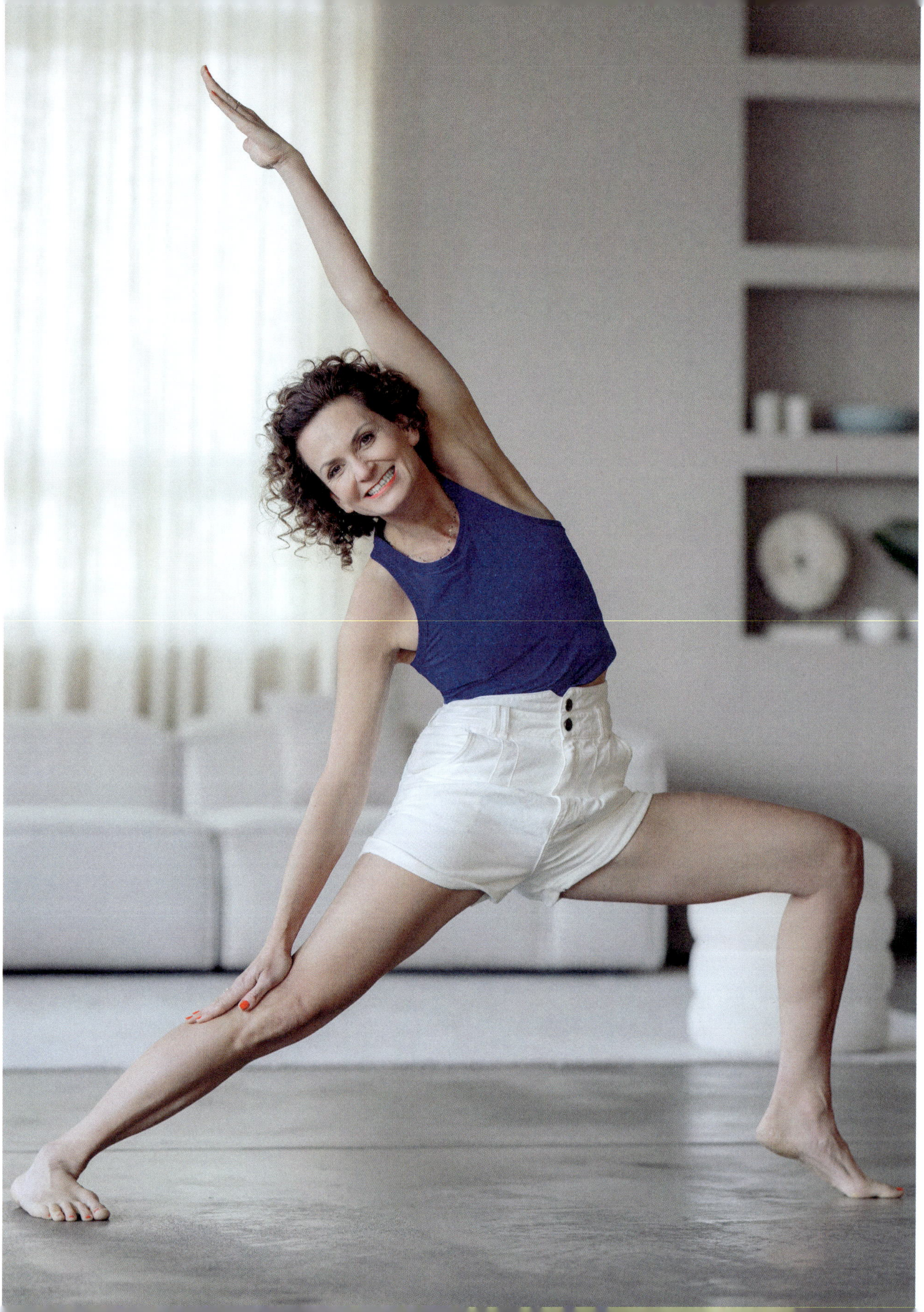

EINLEITUNG

HALLO UND HERZLICH WILLKOMMEN!

Es freut mich sehr, dass du hier bist und mein Buch in den Händen hältst. Mein Name ist Nicole, Nicole Bongartz. Vielleicht kennst du mich schon persönlich, aus den sozialen Medien oder von Yoga Easy. Möglicherweise ist es aber auch eine andere Situation, die dich zu diesem Buch geführt hat. Bestenfalls interessierst du dich für Manifestation oder Yoga und suchst nach einem Tool, um deine Wünsche zu realisieren. Egal, was deine Beweggründe sind, ich heiße dich willkommen auf unserem gemeinsamen Yogaweg.

Während du dieses Buch liest, wirst du nicht nur viel über Yoga und Manifestation lernen, sondern auch mehr über mich erfahren. Wenn ich persönliche Geschichten teile, dann, um dir zu zeigen, dass auch wir Yogis – egal ob »fortgeschritten« oder nicht – mit den gleichen Herausforderungen konfrontiert sind wie alle anderen Menschen. Mein Anliegen ist es, mich in allem, was ich tue, möglichst echt und unverfälscht zu zeigen, um eine Inspiration für andere zu sein, dies ebenfalls zu tun. Dies ist bereits eine der Kernideen dieses Buches: Je authentischer du dich zeigst, desto mehr wirst du ein Resonanzpunkt für deine Visionen.

Ein Buch ist heutzutage etwas Altmodisches, beinahe ein Artefakt. Es fließt extrem viel Arbeit hinein, und oft kommt unterm Strich nicht viel dabei heraus. Warum also all die Mühe? Ich glaube, dass jeder, der sich die Arbeit macht, ein eigenes Buch zu schreiben, eine echte Mission hat. Er oder sie möchte etwas in die Welt bringen, das ihm oder ihr wichtig ist. Genau das ist auch mein Ziel. Mehr als zwanzig Jahre gelebtes Yoga liegen in deinen Händen, und ich verspreche dir: Wenn du dieses Yoga übst, wird dein Leben sich zum Guten wenden.

Bitte lies dieses Buch, so wie du es vielleicht zuletzt in der Schule oder an der Universität getan hast. Nimm dir einen Textmarker, Post-its und einen Bleistift. Markiere Absätze, kritzle dir Notizen an den Rand und lass dieses Buch zu einem

Werk werden, das deine Erfahrungen und persönliche Wachstumsreise widerspiegelt. Natürlich kannst du genauso gut ein schönes Notizbuch verwenden.

Warum aber Yoga und Manifestation?

Früher habe ich mir über Manifestation keine Gedanken gemacht. Bis vor ca. vier Jahren wusste ich nicht einmal, was das ist. Wie habe ich meine Ziele erreicht? Nun, ich hatte ein Ziel vor Augen, habe diesbezüglich Dinge geplant und in Bewegung gebracht, und bestenfalls hat dies zu dem gewünschten Ergebnis geführt. Im Grunde hat das gut funktioniert. Man könnte sagen, das Glück war auf meiner Seite, und ich habe einen guten Riecher für die richtigen Dinge zur richtigen Zeit gehabt. Dazu eine ordentliche Portion Visionskraft, viele Ideen und ein großes Interesse an Menschen, was es mir immer erleichtert hat, gute Kontakte zu knüpfen. Natürlich bin ich hier und da mal auf die Nase gefallen. Das hat meinen Schöpfungsdrang aber nicht kleiner werden lassen, im Gegenteil. »Weniger ist mehr«, kam für mich damals nicht infrage. Dass mein innerer Antreiber oftmals lauter war als die Stimme meines Herzens, das habe ich damals nicht erkannt. Auch, dass es Dinge gibt, die man mit reiner Willenskraft nicht durchsetzen kann, wollte ich nicht akzeptieren.

Eine erste tiefgreifende Erfahrung in Bezug auf Manifestation habe ich mit Ende dreißig gemacht. Während ich bis in meine späten Zwanziger davon überzeugt war, dass ich keine Kinder bekommen möchte – wann auch? Ich war ja busy dabei, die Welt zu bereisen, Yoga zu praktizieren und zu unterrichten –, hat sich dies mit dem Erreichen meines dreißigsten Lebensjahres geändert. Mein damaliger Partner wollte jedoch zu diesem Zeitpunkt noch keine Kinder, und so habe ich mich mit vierunddreißig Jahren von ihm getrennt. Die Entscheidung habe ich im vollen Vertrauen darauf getroffen, dass der zukünftige Vater der Kinder an der sogenannten nächsten Ecke auf mich wartet. Leider war das aber nicht der Fall. Mich zog es zunächst von einer unverbindlichen Liaison zur nächsten. Weder ich noch mein Gegenüber waren bereit für etwas Ernsthaftes. Stattdessen ging es um Leichtigkeit, Abenteuer und Unverbindlichkeit. Dies war zwar aufregend, aber eigentlich nicht das, was ich wollte. Zudem entfernte es mich mehr und mehr von meinem Herzenswunsch.

Damals habe ich angefangen, meine Vergangenheit anzuschauen und durch Einzelsitzungen bei einer therapeutischen Beraterin und Familienaufstellungen die Themen und Strukturen meiner Familie und mir besser zu verstehen.

In kurzer Zeit hatte ich das Gefühl, große Schritte zu machen und einige Themen heilen zu können – okay, mittlerweile weiß ich, dass es so schnell nicht geht –, wenn da nur nicht der unerfüllte Wunsch nach einer Partnerschaft und einer Familie gewesen wäre. Als meine Therapeutin mir damals sagte, dass etwas in mir, in meinem Inneren, meinen Wunsch blockiere, war mir das erst mal unverständlich. Ich würde diese Unverbindlichkeit ausstrahlen, weil es sonst nicht das wäre, was ich anziehen würde? Das konnte nicht sein, hatte ich doch völlig klar mein Ziel vor Augen! Dennoch wusste ein klitzekleiner Teil von mir, dass sie recht hatte. Irgendwo in meinem Unterbewusstsein musste es eine Instanz geben, die meinen Herzenswunsch ausbremste, einen inneren Saboteur.

Meine Therapeutin und ich machten uns schließlich auf die Suche nach Glaubenssätzen, die in mir sowohl die Partnerschaft als auch eine Schwangerschaft verhinderten. Ich weiß noch genau, wie sie die Sätze laut vorgelesen hat und ich aufgrund der Relevanz, die sie für mich hatten, in Tränen ausgebrochen bin. Jeder der drei Sätze traf ins Schwarze. Bequemerweise kümmerte sie sich dann auch noch um das Auflösen der Glaubenssätze, und wir schlossen das Ganze mit einer Visualisierung meiner Zukunft als Partnerin und Mutter ab. Skeptisch, wie ich damals noch war, bin ich bei dem Teil irgendwie innerlich ausgestiegen und habe noch nicht so richtig daran geglaubt, dass der »Hokuspokus« funktioniert.

Was danach passierte, hat meine Skepsis in pures Staunen verwandelt: Wenige Wochen später lernte ich tatsächlich den Vater meiner Kinder kennen und einige Monate darauf war ich schwanger. Die innere Prozessarbeit hatte den Weg im Außen frei gemacht. Sobald wir etwas Tiefgreifendes über uns erkennen, so schmerzhaft es im Moment der Erkenntnis auch sein mag, verliert es an Macht. In der Erkenntnis selbst liegt bereits ein großes Heilungspotenzial, und neue Wege öffnen sich.

Wie ich jetzt weiß, ist die Arbeit mit Glaubenssätzen Teil eines Manifestationsprozesses, da limitierende Glaubenssätze uns massiv in unserem Möglichkeiten-Spielraum einengen. Damals kam mir das alles eher etwas übersinnlich vor, und nun, da ich hatte, was ich wollte, habe ich mich die nächsten Jahre nicht weiter mit dem Thema Glaubenssätze beschäftigt.

Vor ca. fünf Jahren ist mein Leben komplett aus den Fugen geraten. 2020, welch verheißungsvolle Jahreszahl! Ich weiß noch wie heute, dass wir an Silvester mit Freunden bei uns gefeiert und das neue Jahr mit Walzer im Garten begrüßt haben. Dies, so eine Wiener Freundin von mir, bringe Glück für das neue Jahr und sei eine alte österreichische Tradition. Aber es sollte ganz anders kommen.

Von außen betrachtet war mein Leben damals perfekt. Zwei gesunde Kinder, einen gut aussehenden Lebenspartner, der mir beruflich den Rücken freihielt, und vier Yogastudios in Köln, deren Geschäftsführerin und Inhaberin ich zu diesem Zeitpunkt noch war. 2005 haben meine damaligen Partnerinnen und ich einen Yoga-Kongress ins Leben gerufen, der jahrelang der größte seiner Art in Europa war. Nahezu alle Größen der internationalen Yoga-Szene waren im Laufe der Jahre bei uns Gast und haben uns und unser Tun gefeiert. Alles sehr bunt, lebendig und glamourös. Zumindest äußerlich, denn die Eröffnung des vierten Studios war bis dato von wenig Erfolg gekrönt, und auch die restlichen drei Studios warfen keine Gewinne mehr ab. Die Leitung der Studios zusammen mit meiner neuen Rolle als Mutter war zu viel, und ich war den multiplen Aufgaben nicht mehr gewachsen. Die Arbeit hinter den Kulissen wurde immer mehr, und meine eigentliche Leidenschaft, das Unterrichten, kam zu kurz. Zudem wollte ich so viel Zeit wie möglich mit meinen Kindern verbringen. Die Verantwortung war hoch, und ich hatte nicht mehr das Gefühl, allem gerecht zu werden. Die Beschwerden über schlechte Kurse oder unfreundliche Empfangs-Mitarbeitende häuften sich, und ich kannte größtenteils noch nicht mal mehr die Namen der neuen Lehrenden. Meinem inneren Antreiber folgend, beschloss ich, die Rufe zu ignorieren, und setzte meine Reise durch das Leben in bekannter Weise fort. Sehr langsam jedoch wuchs in mir die Erkenntnis, dass das, was jahrelang mein Baby und meine Leidenschaft gewesen war, nun nicht mehr das Richtige für mich war. Dass ich mich verändert hatte, und damit auch meine Wahrheit. Eine Lösung gab es erst einmal nicht. Ich selbst hielt mich kaum noch über Wasser. In alldem gab es keinen Raum für meine Bedürfnisse und für meine Entwicklung. Ich war im Funktionier-Modus angelangt. Auch mein Körper begann, auf den dauerhaften Stress zu reagieren. Haut, Verdauungsprobleme und Schlafstörungen standen auf der Tagesordnung.

Dann kam Corona, und die Welt war von einem Tag auf den anderen eine andere: mein Kalender leer und mein/unser Team bestehend aus freien und festen Mitarbeitern auf eine Handvoll Menschen reduziert. In kürzester Zeit stellten wir unseren gesamten Unterricht auf Online-Stunden um. So waren wir in der Lage, unsere Community in dieser herausfordernden Zeit bestmöglich zu unterstützen. Trotz aller Ängste und Schwierigkeiten merkte ich, wie die Arbeit mich erfüllte und mir Freude bereitete. Ich hatte endlich wieder das Gefühl, sichtbar zu sein im eigenen Unternehmen und mit meinem Tun etwas Sinnvolles zu bewirken. Damals hat sich erstmals in mir der Wunsch nach Verkleinerung breitgemacht. Frank, mit dem ich die Studios gemeinsam führte, und ich hatten ein Meeting, und ich sprach meine neue Vision das erste Mal laut aus: nur noch zwei Studios, und zwar das kleine neue Studio, das bisher noch keine einzige schwarze Zahl geschrieben hatte, und unser Flaggschiff auf der Aachener Straße mitten in Köln. Dazu kein Kongress mehr. Reduktion auf das Wesentliche. Eine Verdichtung des Teams und somit wieder mehr Gemeinschaft, weniger Administration und dafür Zeit für Qualitätssicherung und Nähe zu den Teilnehmenden. Dies war keine verstandesmäßig getroffene Vision. Hätte man Zahlen angeschaut und Standorte verglichen, wären es wahrscheinlich die anderen beiden Studios gewesen, die man hätte halten sollen. Dennoch, ich spürte, wie weit ich mich von meiner Wahrheit entfernt hatte, ohne diese jemals konkret für mich formuliert gehabt zu haben. Es war Zeit für eine große Veränderung. Diesbezüglich hatte ich ein sehr klares Bauchgefühl.

> *»Nothing ever goes away until it has taught us what we need to know.«*
>
> **PEMA, CHÖDRON**[1]

Nun, vier Jahre später, bin ich alleinige Geschäftsführerin der Vishnus Couch, meiner Yogaschule in Köln. Aus vier Studios wurden zwei, und mein Mitarbeitenden-Team ist ebenso um mehr als die Hälfte geschrumpft. Dies ist nicht von alleine passiert, im Gegenteil, viele mutige Schritte waren nötig, um hierherzukommen. Viel Widerstand von außen hat mich immer wieder zweifeln lassen. Natürlich wollten weder meine Mitarbeitenden noch unsere Teilnehmenden, dass sich etwas verändert. Sie waren zufrieden mit dem, was wir hatten. Dieser Vibe war neu für mich. Als Gesicht meiner Yogaschule, der Couch und der Yoga Conference Germany war ich es gewohnt, dass die Menschen um mich herum mich mit viel Wohlwollen betrachteten, denn ich hatte über die Jahre sehr viel Bestätigung für mein Tun erfahren. Mittlerweile verstehe ich, dass dies einer der Gründe war, weshalb ich mich von meinen eigenen Werten entfernt hatte. Ich war damit beschäftigt, es den anderen recht zu machen und zu gefallen. So war diese ungewohnte Situation für mich sehr herausfordernd. Ich suchte händeringend nach einer Lösung. Wie konnte ich meiner Vision folgen, ohne zu viele Menschen in meinem Umfeld zu enttäuschen?

Das Universum hat mich in diesem Prozess sehr radikal unterstützt, nämlich indem es mir nahezu alle Sicherheit nahm und ich mich schlichtweg in Situationen wiederfand, in denen ich weder ein noch aus wusste. Das Geschäftskonto leer, zu viele Rechnungen, von denen ich nicht wusste, wie ich sie zahlen sollte, und kaum Teilnehmende in den Studios. Dazu kam die längst fällige Trennung vom Kindsvater und damit einhergehend noch mehr Verantwortung. Meine damalige Mentorin hat es so ausgedrückt: *»Frau Bongartz, sehen Sie den jetzigen Zustand als große Freiheit. Ihnen steht das Wasser bis zum Hals. Sie können machen, was Sie wollen. Nein, Sie müssen machen, was Sie wollen. Einen anderen Weg gibt es nicht.«* Was sie damit meinte, war, dass ich aufhören musste, auf die anderen zu schauen. »Was will mein Umfeld. Was finden meine Mitarbeitenden gut? Wie kann ich mein Gesicht wahren …« People pleasing war mein tägliches Brot, ohne dass ich mir dessen bewusst war.

> *»The Universe guides us wherever we focus our energy and intention. When we surrender our intentions and feel energized by the infinite possibilities, we will be amazed by how fast the Universe responds.«*
>
> **GABRIELLE BERNSTEIN[2]**

Nun ist es vollbracht, meine Vision ist Realität geworden. Die Studios haben sich stabilisiert, meine Arbeit erfüllt mich wieder mit Freude, und mein verkleinertes Team steht hinter mir und meinen Entscheidungen. Interessanterweise hat mein Umfeld, nachdem ich meine Klarheit gefunden hatte, flexibel und verständnisvoll auf die Neuausrichtung reagiert. Mehr noch, nachdem ich verkündet hatte, dass wir 2022 die letzte Yoga Conference Germany nach 18 Jahren abhalten werden, habe ich unendlich viele berührende E-Mails bekommen, von Menschen, die ich gar nicht oder kaum persönlich kenne. Dankes-E-Mails für mein Tun und Glückwünsche zu dieser starken Entscheidung. Auch für die Yogastudios haben sich ideale Lösungen eröffnet: Ein Yogastudio habe ich an eine gute Bekannte verkauft und das andere an zwei Lehrerinnen verschenkt, die bei uns die Ausbildung gemacht haben. Beide Studios florieren durch die frische Energie, die dort beständig hineinfließt. Neue Menschen haben den Weg in die Studios gefunden. Durch das Schrumpfen im Außen ist neuer Raum entstanden. Raum für mich, den ich nun mit Neuem füllen kann, wie diesem Buch. Raum, in dem ich frei kreieren und das machen kann, was mein Herz mir zeigt.

Jetzt aus der Retrospektive sehe ich, dass alles, was passiert ist, notwendig war, um an diesen Punkt zu kommen. Der Prozess jedoch war unglaublich herausfordernd und auch kräftezehrend. Ich durfte dabei wachsen und wahnsinnig viel lernen. Über mich und über die Kraft meines Unterbewusstseins. Ich habe am eigenen Leib erfahren, dass Manifestation mehr ist als nur das Deklarieren eines Zieles. Manifestation ist ein kreativer Prozess, bei dem man gemeinsam mit dem Universum das erschafft, was der eigenen Wahrheit entspricht. Es geht dabei nicht darum, etwas zu bekommen, sondern darum, jemand zu werden. Der eigene, persönliche Prozess ist entscheidend. Dieser führt unweigerlich in die ureigenste, inhärente Schöpferkraft. Von dort manifestiert es sich mühelos. In letzter Instanz ist dieser Weg erhebend für das gesamte Umfeld.

Während des ganzen Prozesses war meine Yogamatte mein sicherer Hafen, mein Ort, an dem ich mich mit mir selbst verbinden konnte. Gleichzeitig spürte ich, dass meine reguläre Yogapraxis nicht mehr ausreichte, um mit den Herausforderungen des Lebens umzugehen. Daher begann ich, neue Tools in meine Yogapraxis einfließen zu lassen. Es ging nicht nur darum, mich in meinem Körper wohlzufühlen, fit und stressresistent zu sein. Das war lediglich die Basis. Ich brauchte konkrete Werkzeuge, um meine Resilienz zu stärken, um Erkenntnisse über mich und meine Muster zu gewinnen und um mein Verhalten anzupassen, damit ich dem Leben auf eine neue Art und Weise begegnen konnte. Dafür nutzte ich verschiedene Methoden wie Journaling, Energiearbeit, Coaching, Meditation, Visualisierung und vieles mehr.

Was ich jetzt verstanden habe: Diese Werkzeuge sind nicht getrennt von einer Yogapraxis zu betrachten, sondern ein essenzieller Bestandteil davon. Yoga und Persönlichkeitsentwicklung, Manifestation im Speziellen, sind untrennbar miteinander verbunden. Ich kann verstehen, dass das für dich vielleicht befremdlich oder gar falsch klingen mag. Dennoch lade ich dich ein, dich auf dieses Gedankenspiel einzulassen. Lass alles los, was du denkst zu wissen, und lies dieses Buch mit neuer Offenheit. Lass dich inspirieren, aber behalte gleichzeitig im Hinterkopf, dass die wahren Erkenntnisse immer in dir selbst liegen und darauf warten, entdeckt zu werden. Dieses Buch dient als Kompass, der dich auf deinem Weg begleitet und dir die Richtung zeigt. Gleichzeitig ist das Universum immer an deiner Seite. Alles um dich herum geschieht letztendlich zu deinem Besten, auch wenn es sich nicht immer so anfühlt. Manchmal wird dies erst retrospektiv sichtbar, und du musst es nicht sofort annehmen oder verstehen. Doch wenn ich etwas gelernt habe, dann dass du dem Prozess immer vertrauen darfst.

Damit meine ich, dass das Timing und die Art und Weise, wie die Manifestation in dein Leben tritt, nicht von dir beeinflusst werden können. Auch der Weg dorthin bringt viele Überraschungen und Nuancen mit sich, die du dir so nicht vorgestellt und die du auch nicht geplant hast. Natürlich wollen wir die Dinge gerne schnell und auch auf eine Art und Weise, die so ist, wie wir sie uns vorstellen. Das kann bestenfalls so passieren, muss es aber nicht. Gewisse Dinge brauchen mehr Zeit. Manchmal kann es auch so aussehen, als würdest du dich von deinen Zielen entfernen, und auch das ist Teil des Prozesses. Bleib im Vertrauen und vor allem in deiner Achtsamkeit. Statt in eine alte Opfermentalität zurückzufallen, übernimm Verantwortung für den Teil der Situation, den du mit deinem Handeln beeinflussen kannst. Dieser ist nicht immer sofort zu erkennen. Hier denke ich an das Gelassenheitsgebet von Reinhold Niebuhr:

> *»Herr, gib mir die Gelassenheit, Dinge hinzunehmen, die ich nicht ändern kann, den Mut, Dinge zu ändern, die ich ändern kann, und die Weisheit, das eine vom anderen zu unterscheiden.«*

Diese Zeilen fordern uns auf, die Dinge anzunehmen, die außerhalb unserer Kontrolle liegen, während wir gleichzeitig den Mut behalten sollten, die Dinge zu ändern, die wir beeinflussen können. Es ist eine Erinnerung daran, dass wir nicht alles kontrollieren können, aber dass wir unsere Energie und unsere Handlungen auf die Dinge richten sollten, auf die wir Einfluss haben. Durch die Techniken, die ich dir vorstellen werde, wirst du deine Unterscheidungsfähigkeit stärken und somit erkennen, was deine eigene Baustelle ist, um die du dich kümmern kannst, und was nicht dein Business ist.

Sobald du dich im Flow bewegst, mit dem, was ist, wird das Universum dir mehr und mehr Bälle zuspielen, und du wirst deine unendliche schöpferische Kraft wiederentdecken. Dass du jetzt dieses Buch in den Händen hältst, ist Teil deines persönlichen Weges. Es zeigt, dass du bereit bist, deinem Leben von nun an aktiv die Richtung vorzugeben. Deine ganz eigene Reise hat begonnen, und ich freue mich darauf, dich mit ME YOGA einen Teil dieses Weges zu begleiten.

Teil 1

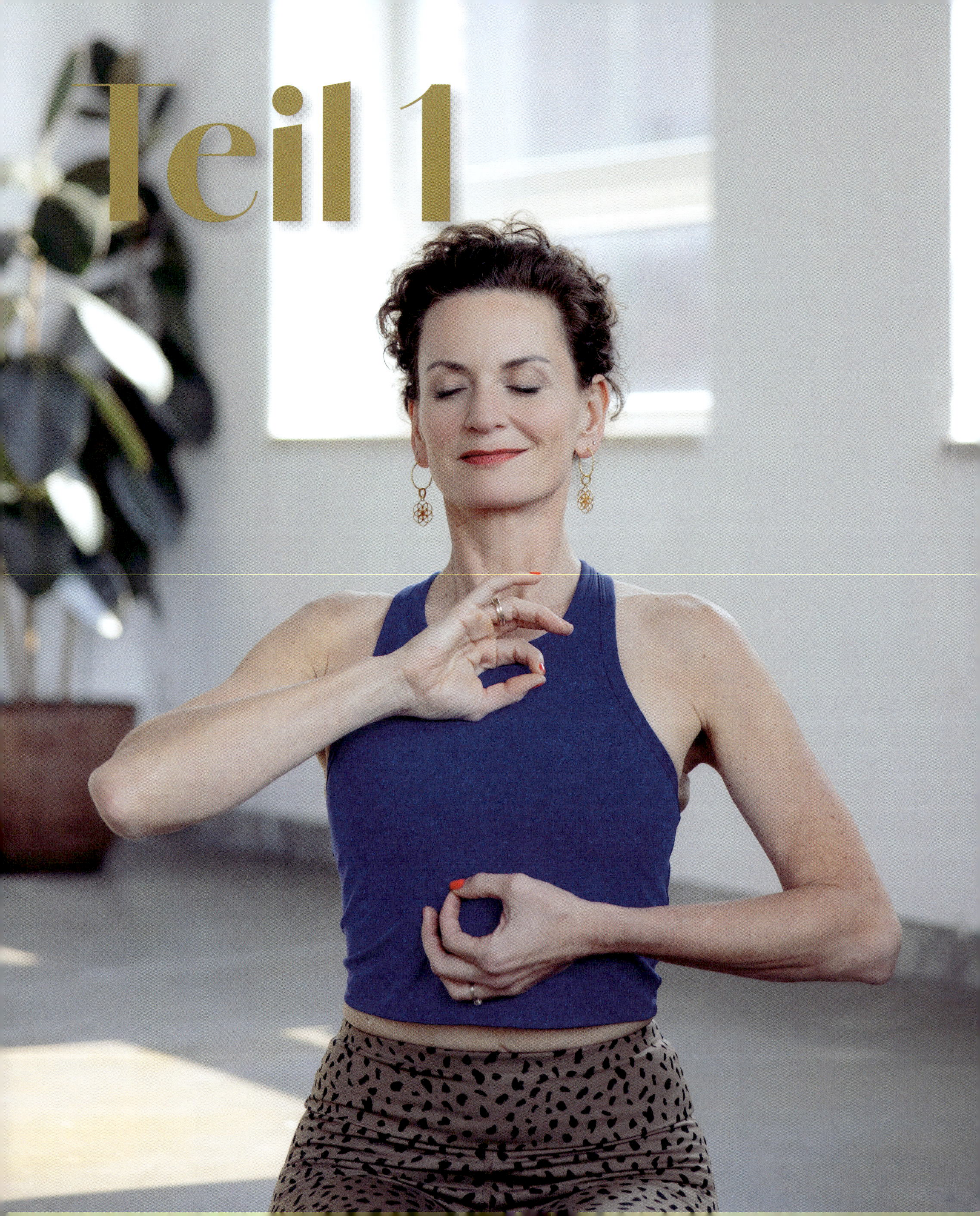

Dieses Buch ist in zwei Teile aufgebaut. In den folgenden drei Kapiteln geht es darum, warum Yoga so viel mehr ist als nur eine sportliche Betätigung, die dir zu besserer Geschmeidigkeit verhelfen und dich zu Ruhe und Ausgeglichenheit führen kann. Du erfährst, was Yoga mit Persönlichkeitsentwicklung zu tun hat, und dabei spielt auch die Neuroplastizität unseres Gehirns eine große Rolle. Mit diesem Wissen bist du für Teil zwei, wenn es auf die Matte und in die Umsetzung geht, optimal informiert und inspiriert.

1. KAPITEL

DAS VERSPRECHEN VON ME YOGA

> *»You have the power to change your story. Every thought, every word, every action is a step toward the life you want to create.«*
>
> **LISA NICHOLS**[3]

Du weißt nun bereits, dass ich seit über zwanzig Jahren als Yogalehrerin tätig bin. Doch was verbirgt sich hinter ME YOGA?

Yoga ist für mich etwas sehr Persönliches und Individuelles. Es ist ein Weg und eine Möglichkeit, die eigene Authentizität Schicht für Schicht freizulegen und wieder ganz man selbst zu sein. Dieser Prozess hat eine tiefgreifende, entspannende Wirkung auf das Nervensystem, energetisiert gleichzeitig und fühlt sich in seiner Einfachheit »richtig« an. ME YOGA, was so viel bedeutet wie »Mein persönliches Yoga« oder auch »Das Yoga, das mich unweigerlich zu mir führt«, erscheint mir der perfekte Name zu sein, um diese individuelle Prozessorientierung zu benennen. So entstand über Monate nicht nur das Buch, das du in Händen hältst, sondern zeitgleich auch meine ganz eigene Yoga-Brand. Dies war übrigens auch ein unglaublich spannender Manifestationsprozess, der all die Schritte, die ich in diesem Buch beschreibe, durchlief.

Wie oben erwähnt, wird durch die Freilegung deiner Essenz neue Energie frei. Warum ist das so? Nun, es ist äußerst anstrengend, sich zu verstellen und Rollen einzunehmen, die nicht der eigenen Wahrheit entsprechen.

Mit »Wahrheit« meine ich hier weit mehr als die bloße Abwesenheit von Lüge. Es geht um eine tiefgründige Erkenntnis darüber, wer du bist, wenn du all die äußeren Erwartungen und Anpassungsmechanismen loslässt. Es geht darum, deine eigenen Werte zu erkennen und zu wissen, wonach deine Seele sich sehnt. Es bedeutet, aufzuhören, ein Leben zu führen, das anderen gefällt, sei es deiner Familie oder der Gesellschaft. Ein Leben in Wahrheit zu leben, ist radikal und erfordert oft viele mutige Schritte.

In dem bekannten Buch von Bronnie Ware mit dem Titel »Fünf Dinge, die Sterbende am meisten bereuen« steht auf Platz eins: »Ich wünschte, ich hätte den Mut gehabt, mir selbst treu zu bleiben, statt so zu leben, wie andere es von mir erwarteten.«

Vor einigen Jahren wagte ich mich zum ersten Mal auf Skier. Meine beste Freundin, die eine großartige Skifahrerin ist, wollte mir das Skifahren beibringen, und meine unbeholfenen Versuche sorgten für viel Belustigung auf der ansonsten recht leeren Skipiste. Außer uns waren an diesem wunderbar sonnigen und warmen Tag aufgrund der damaligen Corona-Situation nur wenige Menschen unterwegs.

Einer dieser Menschen war Christian, ein achtzig Jahre alter Skilehrer, der uns schließlich ansprach und seine Hilfe anbot. Er versprach mir, dass ich innerhalb einer Stunde von der Mittelstation zur Talstation fahren könne, wenn ich ihm vertrauen würde. Allerdings betonte er, dass seine Methode mittlerweile verboten sei und er daher nicht mehr offiziell unterrichten dürfe. Seit über fünfzig Jahren hat er jedoch damit erfolgreich Anfängern das Skifahren beigebracht und war fest davon überzeugt, dass das neue Verbot ein Fehler sei. Er strahlte mich an, und seine blauen Augen leuchteten vor Energie.

Natürlich sagte ich sofort zu. Wachstum und Abenteuer sind Teil meines authentischen Codes (siehe ab Seite 72), also konnte ich nicht Nein sagen. Während wir gemeinsam im Skilift saßen, sang Christian mir verschiedene Lieder vor, und wir lachten viel. Selten habe ich jemanden in seinem Alter erlebt, der eine so positive und lichtvolle Energie ausstrahlte. Tatsächlich fiel mir das Skifahren mit ihm und seiner »verbotenen« Methode viel leichter und machte großen Spaß. Nun bist du bestimmt neugierig, wie diese aussieht. Kurz erklärt, ist Christian hinter mir gefahren und ich habe mich an seinen Skistöcken festgehalten. So hat er mir Stabilität gegeben und mir vor allem das Lenken schnell und eindrucksvoll beibringen können.

Was mir neben dem Erfolgserlebnis am meisten in Erinnerung blieb, war dieser Mann, der seinen eigenen Weg ohne Bitterkeit ging und sich nicht den äußeren Normen angepasst hatte. Obwohl dies Einschränkungen in seinem Leben und Ansehen mit sich brachte, blieb er seiner Wahrheit treu.

Im Kontrast dazu ist ein Leben, in dem du dich von deiner eigenen Wahrheit entfernst und nach außen agierst, anstrengend und unbefriedigend. Es mag sein, dass du äußerst erfolgreich bist und alles hast, was man sich wünschen kann. Doch hier stellt sich die Frage: Wer ist dieses »man«? Es geht nicht um die Norm, sondern darum, wer du wirklich bist. Je weniger du dich in Zukunft darauf konzentrierst, dich anzupassen, und stattdessen sichtbar und klar wirst, desto mehr Kapazität hast du für etwas Neues, Eigenes. Der Rückführungsprozess des Ich-Werdens und die damit einhergehende Umgestaltung deines Lebens, nach deinen Wünschen, wird durch den Namen ME YOGA transportiert.

ME YOGA ist ein Yogasystem, das die Yogatradition mit neuen Methoden der Persönlichkeitsentwicklung verbindet. Es bietet einen sehr konkreten und vor allem praktischen Ansatz, mit dem du deine gewünschten Manifestationen in dein Leben bringen kannst. Kernidee ist, dass du nur das Leben leben kannst, das wirklich zu dir passt, wenn du mit dir im Reinen bist. Je authentischer du bist, je runder du läufst, desto mehr bist du ein Magnet für dein Traumleben. ME YOGA funktioniert in jeder Lebenslage. Egal, ob du gerade ganz unten aufgeschlagen bist und dich aus diesem Tief aufrappeln willst oder ob du bereits ziemlich gut performst und es nur in einigen Lebensbereichen noch besser laufen sollst.

ME YOGA nutzt den Atem, es umfasst deinen Körper und deinen Geist. Diese Yogapraxis ist simpel und für jeden geeignet. Du kannst sie als Yoga-Anfänger*in und auch als fortgeschritten Übende*r praktizieren.

ME YOGA beinhaltet alle Praktiken, die mich in den letzten zwanzig Jahren begleitet haben, und vor allem diejenigen, die mich durch die massiven Krisen der letzten vier Jahre getragen haben.

Wusstest du eigentlich, dass es im Chinesischen kein spezifisches Wort für Krise gibt? Am nächsten kommt das chinesische Wort »WEIJI«, das aus zwei Schriftzeichen besteht. Das eine kann als Gefahr oder Risiko übersetzt werden, das andere als Chance oder Möglichkeit. Dies verdeutlicht wunderbar, dass eine Krise nie ohne neue Chancen oder Möglichkeiten in unser Leben kommt.

So habe ich mein Business in den letzten Jahren nicht nur gesundgeschrumpft. Das alleine wäre vielleicht auch nicht das inspirierendste Beispiel für ein Buch, welches sich mit der Manifestation beschäftigt. Da erwartet man Erfolgsgeschichten und eine Autorin, die ihr Vision Board lebt. So betrachtet, wäre mein altes Ich eher dazu prädestiniert gewesen, ein Buch über Manifestation zu schreiben. Doch nur die mannigfaltigen Krisen der letzten Jahre, die Lehren, die ich daraus gezogen habe, sowie meine Art und Weise, damit umzugehen, haben mich erst wirklich dazu befähigt, dieses Buch zu schreiben. Wachstum findet in den richtig ungemütlichen Phasen des Lebens statt.

Was ich mit dir teilen möchte, ist eine lebensnahe und realistische Geschichte. Dazu gehört, Dinge, Menschen und eigene Rollen loszulassen, damit Neues entstehen kann. Da es in der Manifestation darum geht, du selbst zu werden, und dies ein dynamischer Prozess ist, kann es sein, dass sich diese Ich-Werdung nicht durch eine Anhäufung von »Mehr« im Außen zeigt. Eine Manifestation ist zutiefst persönlich und individuell und kann in jede Richtung gehen. Während ich mich also von administrativen Tätigkeiten zurückgezogen und Statussymbole losgelassen habe, hat sich ein neuer Raum aufgetan für meine Entwicklung. In dieser Phase ließ ich mich zum High Performance Coach ausbilden und entwickelte ein eigenes Programm, das die unterschiedlichsten Manifestationsmethoden, die ich kennengelernt habe, verbindet. Unter dem Namen »The Golden Goddess Club« begleitete ich Frauen hin zu mehr Selbstwert, Authentizität und Anziehungskraft. Dies war eine ganz besondere Zeit. Während überall niedrige Vibes und Angst vorherrschten, haben wir unsere Frequenz erhöht und in Phasen von Lockdowns und Restriktionen Fülle manifestiert.

Das Ganze hat so gut funktioniert, dass ich selbst von den Ergebnissen überwältigt war. Das Gesetz der Anziehung liegt im Zentrum dieser Methode. Es beschreibt, wie wir Beziehungen, Situationen und materielle Dinge kreieren können, die als direkte Folge unserer Art zu denken in unser Leben kommen. Je klarer die Vision, umso klarer antwortet das Universum. Da wurde nach jahrelanger verzweifelter Suche nach der Traumimmobilie das richtige Haus manifestiert, ein Partner gefunden und sogar ein lang verwehrter Babywunsch Realität. Mit vielen dieser Frauen stehe ich immer noch in engem Kontakt, und sie wenden die erlernten Techniken heute noch an. Während ich damals meine Tätigkeiten als Yogalehrerin und als Coach als getrennte Dinge betrachtet habe, sind sie mittlerweile zusammengewachsen und haben sich in ME YOGA vereint: Manifestation funktioniert nicht ohne den Körper und Yoga nicht ohne klare Vision.

Bitte beachte

Wir können definitiv nicht alles beeinflussen. Viele glauben, dass sie durch die Veränderung ihrer inneren Welt auch alles im Außen möglich machen können. Doch das ist ein Trugschluss. Leider existieren Gewalt, Ungerechtigkeit, Naturkatastrophen und Unterdrückung überall auf der Welt. Sollte dir oder deinen Liebsten etwas Schlimmes widerfahren, hast du das nicht durch dein Verhalten oder deine Ausstrahlung angezogen. Du bist nicht schuld oder verantwortlich dafür. Unsere Verantwortung liegt lediglich in unserer Reaktion auf solche Situationen. In dieser Hinsicht haben wir immer die Wahl.

Es ist auch wichtig, sich bewusst zu machen, dass wir in einem Kollektiv leben und dass dieses Kollektiv netzartig miteinander verbunden ist. Das bedeutet, dass wir selbstständig kreieren und Verantwortung für unser eigenes Leben übernehmen können, aber gleichzeitig sind wir mit allem und jedem verbunden. Als mein Vater vor einigen Jahren die Diagnose Krebs erhielt, war ich schockiert. Wie kann es sein, dass jemand, der im Leben so vieles »richtig« gemacht hat, plötzlich Krebs bekommt? Ein Satz in einem Podcast von Dr. Zach Bush öffnete mir damals die Augen: »Wie können wir denken, dass wir auf einem kranken Planeten gesund sein können?« Auch wenn sich mein Vater sein ganzes Leben lang gesund ernährte, nicht rauchte und sich ausreichend bewegte, gehört er immer noch zu dieser Welt, und dieser Planet leidet. Dies zeigt sich kollektiv in allen Spezies, und kollektiv tragen wir Menschen die Verantwortung dafür. Das bedeutet für dich übersetzt, dass du als Individuum in Situationen geraten kannst, für die du nicht individuell verantwortlich bist und die du nicht angezogen hast.

Wir haben nicht alles unter Kontrolle. Es ist nicht möglich, das herkömmliche Gesetz von Ursache und Wirkung durch die eigenen Gedanken zu verändern. Und natürlich müssen unseren neuen Gedanken auch immer neue Handlungen folgen, damit sich etwas verändern kann. Sprich, Manifestation ist kein magischer Prozess.

Ich möchte auch noch betonen, dass der Prozess, den ich ab Kapitel 5 beschreibe, keine Therapie ersetzt und nicht für dich geeignet ist, wenn du psychisch instabil bist oder regelmäßig bewusstseinsverändernde Substanzen zu dir nimmst. Wenn du dich in einer Therapie befindest, kläre bitte mit deiner Therapeutin oder deinem Therapeuten, ob diese Arbeit für dich unterstützend ist.

WO STEHEN YOGA UND MANIFESTATION HEUTE?

Wenn wir Yoga praktizieren, setzen wir Transformationsprozesse in Gang. Viele Menschen beginnen mit Yoga, um ihre Rückenschmerzen zu lindern, um beweglicher oder stressresistenter zu werden. Laut einer Studie von 2023 praktizieren bereits 20 Prozent der Menschen in Deutschland Yoga, und dieser Trend ist steigend. Besonders Männer und junge Menschen entdecken vermehrt die Vorteile des Yoga. Bedauerlicherweise ergab dieselbe Studie, dass 40 Prozent der Praktizierenden nicht die gewünschten Effekte erreichen, die sie sich von Yoga erhofft hatten. In vielen Fällen werden weder die physischen noch die emotional-mentalen Ziele verwirklicht. Vieles von dem, was eine regelmäßige Yogapraxis bieten kann, bleibt daher ungenutzt. Dies ist meiner Meinung nach darauf zurückzuführen, dass Yoga, sobald es zur Routine geworden ist, ohne klare Intention praktiziert wird. Ist die Übungsstunde einmal in den Alltag integriert, verliert Yoga leider schnell an Tiefe.

Es genügt nicht, Yoga beispielsweise aufgrund von Stress zu praktizieren, wenn dieser Stress in den gewählten Übungen nicht konkret angesprochen und ein neuer mentaler Zustand angestrebt wird. Dafür ist Yoga viel zu komplex und vielschichtig geworden. Ohne eine regelmäßige Yogapraxis herabwürdigen zu wollen, ist eine Yogapraxis ohne klare Intention wie eine Wanderung ohne Ziel. Zudem gilt es, die Yogapraxis über einen längeren Zeitraum diesem Ziel unterzuordnen. Gezielte Yogaübungen, verbunden mit der richtigen Intention, über einen längeren Zeitraum regelmäßig praktiziert, sind das Werkzeug, um zu verkörpern, was du dir wünschst, und somit deine Manifestation in Bewegung zu bringen.

> *»All the flowers of all the tomorrows are in the seeds of today«.*
>
> **ROBIN CRAIG CLARK**[4]

Und nicht nur Yoga ist mittlerweile gesellschaftsfähig geworden. Auch das Thema Manifestation ist en vogue. Allein im März 2023 wurde der Hashtag »Manifesting« 34,6 Milliarden Mal aufgerufen. Es gibt viele und unterschiedliche Manifestationsansätze, manche von ihnen kenne ich gut, andere weniger. Wichtig ist mir, Manifestation aus der Esoterik-Ecke herauszuholen. Nur weil wir daran glauben, einen Parkplatz zu bekommen, bekommen wir ihn nicht unbedingt. Es ist nicht die Lösung, immer nur positiv zu denken. Stell dir nur eine problematische Partnerschaft vor. Angenommen, einer der beiden ist bereit, an der Beziehung zu arbeiten und sich selbst zu reflektieren, der andere jedoch nicht. Nun kann sich derjenige, der etwas verändern möchte, ständig darauf konzentrieren, was alles in der Beziehung noch »gut« läuft, und hoffen, dass sich durch diese positive Energie die nötige Veränderung einstellt. Er kann auch versuchen, mehr an der eigenen Gelassenheit und Akzeptanzfähigkeit zu arbeiten, um die Situation so annehmen zu können, wie sie nun mal ist. Letzteres kann in einer sehr komplizierten Situation tatsächlich eine Lösung sein, aber sicher keine, die auf Dauer trägt. Worum es wirklich geht, ist zu lernen, für sich selbst einzustehen und Grenzen zu setzen nach dem Motto »Wenn du absolut nicht bereit bist, etwas zu ändern, ist diese Beziehung keine Option mehr für mich«. Dies zeugt von Selbstwert und Klarheit, was man von »Sich-alles-positiv-Denken« nicht behaupten kann. Im Gegenteil, hier misst man (leicht »größenwahnsinnig«) den eigenen Gedanken zu viel Außenwirksamkeit bei.

Mein Ziel mit diesem Buch ist es, einen wissenschaftlich fundierten Prozess vorzustellen, der dich in deinem Leben und in deinen Manifestationen unterstützt. Es geht nicht um eine schnelle Lösung und es passieren auch keine Wunder. Es handelt sich vielmehr um etwas, in das du Zeit und Energie investierst und womit du dadurch belohnt wirst. Also eine ganz normale Ursache-Wirkungs-Kette.

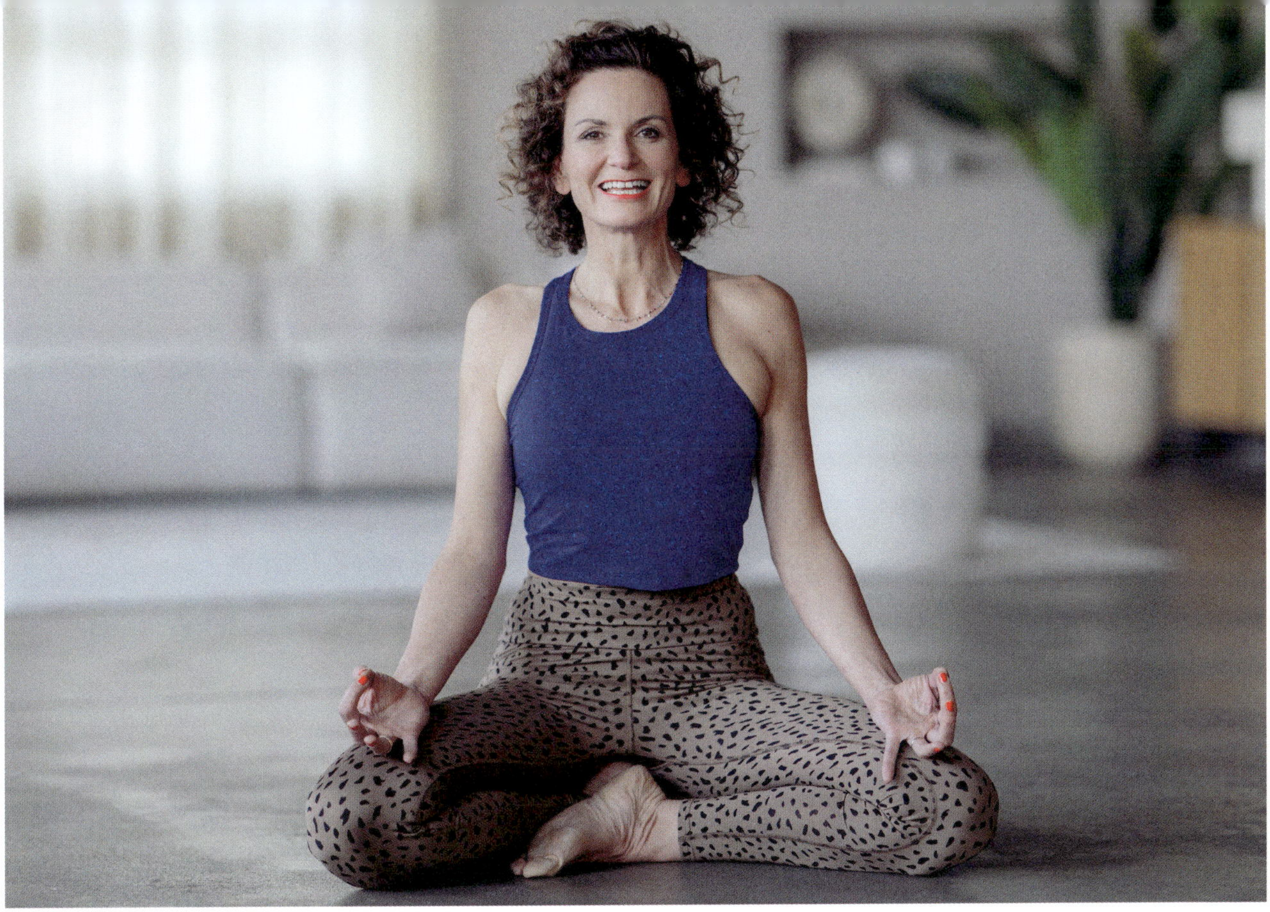

2. KAPITEL
YOGA UND MANIFESTATION – EINE SYMBIOSE?

Was hat die Manifestation nun mit Yoga zu tun und umgekehrt? Gibt es überhaupt eine Verbindung zwischen ihnen?

Während meiner ersten Ausbildung zur Jivamukti-Yogalehrerin haben wir täglich ein bestimmtes Mantra von Sharon Gannon und David Life, den Gründern der Jivamukti-Yoga-Methode, rezitiert:

Das *Guru-Mantra* lautet:

»Guru Brahma, Guru Vishnu, Guru Devo Maheshwara, Guru sakchat, Param Bramha, tasmahi sri guraveh namah.«

Es beschreibt verschiedene Erscheinungsformen, in denen ein Lehrer in unser Leben treten kann. Dabei handelt es sich nicht immer um eine äußere Instanz, der wir bedingungslos folgen sollen. Dieses Mantra verkörpert Verantwortung. Es beschreibt, dass die Umstände unserer Geburt, alle Ereignisse, die uns im Leben widerfahren, jede Person, die uns begegnet, sowie Schwierigkeiten, Krankheiten und sogar der Tod unserer Körper Möglichkeiten sind, zu wachsen und unsere eigene Kraft wiederzufinden.

Guru repräsentiert dabei die lichtbringende Instanz. Ein Guru kann jeder sein, der uns von der Dunkelheit ins Licht bringt. Wenn wir in der Persönlichkeitsentwicklung davon sprechen, Dinge ans Licht zu bringen, die vorher unbewusst waren, wird dies als Schattenarbeit bezeichnet. Wir beginnen, Anteile der Persönlichkeit in unser Persönlichkeits-Portfolio zu integrieren, die wir im Laufe des Lebens bewusst oder unbewusst versteckt haben. Je weniger Schattenanteile jemand hat, desto authentischer und strahlender ist diese Person.

Tsakpo Rinpoche, ein buddhistischer Lehrer, der jahrelang in meinem Yogastudio Workshops abhielt, formuliert es sogar noch frecher und sagt, dass ein Erleuchteter jemand sei, der einfach mehr Licht zur Verfügung hat als andere Menschen. Diese Definition von Erleuchtung empfinde ich in ihrer Einfachheit als bahnbrechend. Ist es nicht motivierend zu wissen, dass Erleuchtung etwas ist, was für uns alle in diesem Leben erreichbar ist? Stell dir vor, du betrachtest alle Herausforderungen in deinem Leben nicht mehr als Qualen oder Dinge, die dir widerfahren, sondern als Chancen zum Wachstum. Du erkundest mit Neugier und Wissbegierde Aspekte deines Selbst, die du zuvor abgelehnt oder für die du dich geschämt hast. Im Laufe dieses Prozesses steigern sich deine innere Freiheit, deine Leuchtkraft und deine Freude am Leben. Diese Umdeutung des Konzeptes der Erleuchtung fühlt sich für mich großartig an, und durch sie fühle ich mich inspiriert, mein Leben auf diese Art und Weise anzugehen. Daher sage ich »Ja« zu der Möglichkeit der Erleuchtung in diesem Leben.

BIST DU DABEI?

In der Yogaphilosophie geht man davon aus, dass wir »erleuchtet« zur Welt kommen. Freude ist unsere Essenz, und es ist unsere Aufgabe im Leben, zu dieser Freude und zu unserem glückseligen Kern zurückzukehren. In den Taittiriya Upanishaden, einem der ältesten überlieferten Texte der Welt, steht: »Aus Freude werden alle Lebewesen geboren, durch Freude wachsen sie, und zur Freude kehren sie zurück.«

Hier lassen sich einige Parallelen zwischen Yoga und modernen Persönlichkeitsentwicklungs- und im speziellen Manifestationsmethoden erkennen: In der Manifestation und im Yoga geht es darum, Verantwortung für sich selbst zu übernehmen. Alles, was geschieht, ist letztendlich zu deinem Besten und bietet dir eine Möglichkeit, zu wachsen und zu deiner wahren Natur zurückzufinden. Alles, was du dazu brauchst, ist bereits in dir vorhanden. Du musst dich nicht optimieren oder äußerliche Dinge hinzufügen, die nicht zu dir passen. Es ist ein Weg, der dich vorwärtsbringt und dich zugleich zurückführt zu deinem wahren Wesen und deinem inneren Licht.

Warum leben dennoch viele Menschen ein Leben, das andere von ihnen erwarten, und entfernen sich im Laufe des Lebens immer weiter von ihrer wahren Natur und Freude?

Stell dir vor, du bist als unbeschriebenes Blatt zur Welt gekommen, als reines Wesen ohne Muster und Überzeugungen, das erst durch Familie, Gesellschaft oder Medien etc. geformt wurde. Als Kind warst du auf Nahrung, Versorgung und Zuneigung angewiesen, es war überlebenswichtig, Akzeptanz und Liebe zu erfahren – notfalls auch, indem du dein Verhalten angepasst hast. Wir lernen durch Nachahmung und kopieren unbewusst das Verhalten unserer Mitmenschen. So lernen wir essen, laufen, sprechen und auch die Regeln der Kommunikation.

Dabei übernehmen wir nicht nur positive Verhaltensweisen, sondern auch alle Unzulänglichkeiten unserer Vorbilder – gleichsam als unbeabsichtigtes Erbe – sowohl aus der Familie als auch aus weiteren sozialen Kontexten wie Kindergarten, Schule und Nachbarschaft. Du hast also nach und nach die Regeln und Bewertungen deines Umfelds verinnerlicht und dein Verhalten danach ausgerichtet, Anerkennung, Liebe und ein Gefühl von Zugehörigkeit zu finden.

Sobald wir auf Ablehnung oder Kritik an bestimmten Verhaltensweisen gestoßen sind – und diese Wahrnehmung ist stets subjektiv und nicht als Vorwurf an unsere Bezugspersonen zu verstehen –, justierten wir unser Verhalten nach, um die Zugehörigkeit zur Gemeinschaft nicht zu riskieren. Auf diese Weise wurde unsere authentische Persönlichkeit schichtweise durch angepasstes Verhalten überlagert.

Als Erwachsene/-r liegt nun deine Herausforderung darin, diese unbewusst übernommenen Muster zu identifizieren und deinen wahren Kern wieder freizulegen. Echtheit besitzt eine unwiderstehliche Anziehungskraft und zieht das in unser Leben, was wir uns ersehnen. Man könnte sagen, je weniger wir gefallen wollen, umso mehr gefallen wir. Dieser Prozess erfordert Mut, um die eigenen Schattenbereiche – Limitierungen und destruktive Gedankenmuster – zu betrachten und zu transformieren. Genau dieser Prozess wird im ältesten überlieferten Yogatext beschrieben, den Yoga Sutren des Patanjali.

WAS IST MANIFESTATION UND WAS IST MANIFESTATION NICHT?

> *»You are what your deep, driving desire is. As your desire is, so is your will. As your will is, so is your deed. As your deed is, so is your destiny.«*
>
> **BRIHADARANYAKA UPANISHAD 4.4.5**[5]

Das Erste, was du über Manifestation wissen musst, ist, dass wir es ständig machen. Halte einen Moment inne und schaue dich um. Alles, was du um dich herum siehst, hast du manifestiert. Egal, ob du zu Hause bist und dein Blick über deine Einrichtung schweift oder ob du in einem Café sitzt und dieses Buch liest. All deine Entscheidungen, bewusst oder unbewusst, haben dich in diesen Moment geführt und somit deine jetzige Realität erschaffen. Dein Leben ist also eine Art Spiegel deiner inneren Welt und der daraus bis zu diesem Moment resultierenden Entscheidungen. Daher ist der erste Schritt, wenn du etwas im Außen ändern möchtest, deine inneren Strukturen anzuschauen.

Es gibt viele verschiedene Manifestationsmethoden, von denen du vielleicht schon gehört oder sie sogar selbst ausprobiert hast. Hier ein kleiner Überblick der bekanntesten:

1. **Affirmationen:** Indem du dir wiederholt positive Sätze oder Glaubenssätze vorsagst, richtest du dein Unterbewusstsein auf den gewünschten Zustand aus.
2. **Visualisierung:** Indem du dir lebhaft und detailliert vorstellst, wie das gewünschte Ergebnis aussieht und sich anfühlt, programmierst du dein Unterbewusstsein auf das Erschaffen dieser Realität.
3. **Vision Boards:** Du sammelst Bilder, Symbole und Worte, die das gewünschte Ziel repräsentieren, und bringst sie auf einer Pinnwand oder einem Poster zusammen. Durch das tägliche Betrachten des Vision Boards prägen sich die gewünschten Manifestationen in dein Unterbewusstsein ein und sollen dadurch angezogen werden.
4. **Energiearbeit:** Methoden wie Reiki, Quantenheilung oder EFT (Emotional Freedom Techniques, auch als Klopfen oder Tappen bekannt) zielen darauf ab, das Energiefeld in deinem Körper zu harmonisieren, negative Blockaden aufzulösen und den Fluss der positiven Energie und somit deiner Manifestationen zu fördern.

Diese Methoden sind sinnvoll und können dich in bestimmten Situationen zu deinem Ziel führen. Besser ist jedoch eine ganzheitliche Kombination aus verschiedenen Techniken. Bei all den oben genannten Methoden wird der Körper kaum oder wenig mit einbezogen. Doch im Körper sind all unsere Erfahrungen enthalten, auch Situationen, an die wir uns nicht bewusst erinnern können, die aber dennoch unsere Persönlichkeit mitgeformt haben und als Muster und Prägungen in unserem Unterbewusstsein gespeichert sind. Wenn wir etwas manifestieren wollen, dürfen wir unser Unterbewusstsein nicht außen vor lassen, sonst ist es unberechenbar. Stell dir vor, du steuerst ein Schiff auf ein Ziel zu und musst dich auf die Navigation verlassen. Doch unter der Wasseroberfläche befindet sich ein riesiger, unsichtbarer Teil des Schiffes, der für den Großteil seines Gewichts verantwortlich ist. Dieser unsichtbare Teil hat eine eigene Navigation, die in eine andere Richtung strebt als das sichtbare Schiff. In einem solchen Fall lässt sich das Ziel nicht erreichen. Ähnlich verhält es sich mit unserem Unterbewusstsein, denn dessen Kräfte können unsere bewussten Entscheidungen übersteuern und somit komplett blockieren.

Daher reicht es nicht aus, nur rational Entscheidungen zu treffen oder bestimmte Techniken oberflächlich anzuwenden. Wenn wir unser Unterbewusstsein wirklich verändern wollen, braucht es Zeit und einen klugen Prozess. Wir müssen das Unterbewusstsein als Sparringspartner betrachten und es verstehen lernen. So können sich Schritt für Schritt neue Überzeugungen und Verhaltensweisen festigen. Dies erfordert eine sorgfältige Integration aller Ebenen unseres Seins – physisch, mental und emotional.

Es ist ein kühnes Unterfangen, aber es ist möglich! Durch die Ausrichtung auf eine gemeinsame Navigation von Bewusstsein und Unterbewusstsein kannst du dein Leben in die gewünschte Richtung lenken. Dieser Prozess erfordert Geduld, Ausdauer und eine bewusste Integration der manifestierenden Methoden. Das heißt, der Prozess, auf den du dich einlässt, braucht ein wenig Zeit. In Ausnahmefällen können solche tiefen inneren Prozesse auch schnell gehen. Wir Menschen lernen nämlich über Wiederholung oder über Schock. Wenn ein äußeres Ereignis emotional extrem aufgeladen ist, kann es sein, dass wir Änderungen in Sekundenschnelle vollziehen, für die wir ohne diese massive Einwirkung von außen Monate gebraucht hätten. In den meisten Fällen jedoch bedarf es Zeit, neue neuronale Pfade zu knüpfen und alte, nicht mehr dienliche Verhaltensweisen durch neue zu ersetzen und diese zu stabilisieren. Der stabilisierende Aspekt ist dabei nicht zu unterschätzen. Du weißt bestimmt aus eigener Erfahrung, wie schnell neue, guttuende Verhaltensweisen in Vergessenheit geraten können. Daher ist das, was ich dir hier anbiete, auch keine Arbeit mit der Wünschelrute. Du bist nicht morgen Millionär oder Millionärin, auch wenn du es dir noch so wünschst. Im Gegenteil, dieser Prozess braucht dein ganzes Commitment und Zeit, die du dir bewusst nehmen musst. Sowohl um dieses Buch zu lesen, als auch um die beschriebenen Übungen zu praktizieren. Du kannst noch so intensiv an deine Manifestation denken, ohne die notwendigen, ganzheitlich-integrierenden Tools wird sich in deinem Leben nichts grundlegend ändern.

Manifestation ist also kein intellektueller Prozess. Es reicht nicht aus, was ich beschreibe, kognitiv zu verstehen, Bücher über Persönlichkeitsentwicklung zu lesen und sich darin wiederzuerkennen. Das ist ein guter Anfang, aber nicht genug. Es geht darum, konkrete Erfahrungen zu machen, und darum, diese Erfahrungen zu verkörpern und auf zellulärer Ebene zu integrieren. Nichts anderes beschreibt der Begriff des Embodiment, den du momentan in nahezu allen Ansätzen zur Persönlichkeitsentwicklung findest. Du wirst dann dein Leben verändern können, wenn du das, was du dir wünschst, bereits verkörperst. Du musst dem, was du dir im Außen wünschst, innerlich einen Schritt voraus sein, sodass das Außen sich anpassen kann. Aber keine Sorge, was sich hier nach viel Arbeit anhört, macht wahnsinnig viel Spaß und ist so spannend und aufschlussreich, dass du die Übungen mit Freude absolvieren wirst.

DEIN GEHIRN UND SOMIT DEINE PERSÖNLICHKEIT SIND FORMBAR

Vielleicht bist du auch mit alten Binsenwahrheiten groß geworden, die implizieren, dass erwachsene Menschen sich nicht oder kaum verändern können:

»Wie der Vater, so der Sohn.«

»Was Hänschen nicht lernt, lernt Hans nimmermehr.«

»Wer einmal lügt, dem glaubt man nicht.«

…

Oft genug gehört, reichen diese überlieferten Sprichwörter schon aus, um in uns die Möglichkeit der Entwicklung einzuschränken. Gerne ruhen wir uns sogar auf unserer sogenannten Persönlichkeit aus und verhindern so unsere eigene Transformation: »Ich bin halt nicht musikalisch, niemand in unserer Familie ist musikalisch.« »Die Ungeduld habe ich von meinem Vater geerbt, da kann ich nichts machen.«

Zum Glück würde die Wissenschaft dir hier widersprechen. Persönlichkeiten können sich verändern, selbst unsere Gene sind nicht in Stein gemeißelt.

Die Forschung im Bereich der Epigenetik zeigt, dass unsere Genexpression – also wie unsere Gene aktiviert oder deaktiviert werden – durch Umweltfaktoren, Lebensstil und unsere bewussten Entscheidungen beeinflusst wird. Epigenetische Veränderungen können auftreten, wenn wir neue Gewohnheiten und Verhaltensweisen etablieren, wie zum Beispiel regelmäßige Bewegung, gesunde Ernährung, Stressmanagement und positive soziale Interaktionen.

Durch diese bewussten Entscheidungen können wir unsere Gesundheit und unser Wohlbefinden verbessern und wir haben sogar das Potenzial, unsere Genetik zu beeinflussen und möglicherweise bestimmte genetisch bedingte Prädispositionen abzuschwächen. Allerdings stellt diese Praxis natürlich keinen Ersatz für medizinisch notwendige Behandlungen dar, sondern muss immer als ergänzender Ansatz betrachtet werden.

Die Erkenntnisse der Epigenetik unterstützen jedoch die Idee, dass wir die Fähigkeit zur Gestaltung unseres eigenen Wohlergehens haben.

Da du dich dazu entschieden hast, dein Leben aktiv in die Hand zu nehmen, ist es essenziell, an die Fähigkeit zur Veränderung zu glauben. Wachstum und Transformation sind möglich, wenn du dich bewusst dazu entscheidest. Der kollektiv verankerte Glaubenssatz, dass Menschen sich nicht ändern können, ist längst überholt und es ist an der Zeit, dass sich dies auch in deiner Persönlichkeit und deinem Leben widerspiegelt.

Fange damit an zu reflektieren, welche Glaubenssätze du automatisch immer wieder aussprichst, denn diese Wiederholungen verhindern neuronale Veränderungen im Gehirn und sorgen dafür, dass du im alten Denkmuster hängen bleibst. Wie du später noch lesen wirst, haben unsere Worte eine beschleunigende Wirkung auf die Manifestation. Unsere Worte erschaffen tagein, tagaus unsere Realität.

Oft beobachte ich, dass wir immer dann Floskeln und Binsenweisheiten verwenden, wenn wir ein Gespräch beenden möchten oder keine Lösung für ein Problem finden können. Ich erinnere mich noch gut an eine ehemalige Beziehung, bei der die äußeren Umstände sehr kompliziert waren. Wir beide hätten unser gesamtes Leben und das unserer Kinder fundamental umgestalten müssen, um eine gemeinsame Zukunft möglich zu machen. Unsere Gespräche endeten oft damit, dass er resigniert feststellte, »man könne halt nicht alles haben«. Wie du dir jetzt vielleicht schon vorstellen kannst, haben wir uns schließlich getrennt. Mit meinem heutigen Wissen hätte ich früher die Realität anerkennen sollen. Damals habe ich jedoch versucht, die Einstellung meines Partners zu ändern und ihn davon zu überzeugen, dass man alles haben kann, wenn man nur daran glaubt.

Obwohl der Trennungsprozess sehr schmerzhaft war, möchte ich ihn nicht missen. Ich habe sehr viel gelernt, sowohl über mich selbst als auch über die Grenzen der Manifestation: Du kannst niemanden verändern, außer dich selbst! Du kannst auch nicht für jemand anderen manifestieren, sondern nur für dich selbst. Ich betone das bewusst, denn viele Beziehungen, sowohl intime Beziehungen als auch Freundschaften oder Arbeitsverhältnisse, werden von der unrealistischen Hoffnung genährt oder aufrechterhalten, dass sich das Gegenüber verändert. Aber Veränderung ist nur möglich, wenn erstens die Erkenntnis vorhanden ist, dass Veränderung notwendig ist, zweitens der Wille zur Transformation vorhanden ist und drittens die erforderlichen Schritte unternommen werden. Wenn bereits bei Punkt eins keine Übereinstimmung besteht, ist jede Hoffnung auf Veränderung sinnlos. Dann liegt es an dir, Konsequenzen zu ziehen, da du auch das manifestierst, was du erduldest. Das hört sich erst einmal etwas bitter an. Wenn du aber Dinge in deinem Leben erträgst, die du so nicht willst, und gleichzeitig nicht bereit bist, selbst etwas zu verändern, dann hast du die Verantwortung für dein Glück abgegeben. Viel von deiner kostbaren Energie wird darauf verschwendet zu überlegen, was dein Gegenüber anders machen sollte. Dies ist ein nutzloses Unterfangen, und frustrierend ist es auch.

Wenn wir unserem Umfeld die »Schuld« an unserer Situation geben, bringt uns das in eine negative Schwingung, die uns herunterzieht. Wir verlieren unseren Selbstwert, da wir uns ohnmächtig und handlungsunfähig fühlen, weil es doch der andere ist, der sich endlich bewegen muss! Sobald du aber erkennst, dass du, ganz alleine du, für dein Glück und deine Zufriedenheit losgehen kannst, schenkt dir das unermessliche Power. Zudem hast du auch viel mehr verdient als ein Gegenüber, das nicht aus seiner Komfortzone herauskommen will. Du, ich und alle Lebewesen auf dieser Welt, wir haben alle nur das Beste verdient. Freude ist unser Geburtsrecht, und das Leben wird mit so viel mehr Leichtigkeit fließen, wenn du beginnst, Freude zu kultivieren. Also lass mutig los, was nicht zu dir kommen will. Du wirst spüren, wie einfach alles auf einmal wird, wenn du nicht mehr an dem festhältst, was sperrig und kompliziert ist, und dich stattdessen dem zuwendest, was mühelos und geschmeidig in deine Richtung fließt.

In Teil 2 dieses Buches werden wir noch tief in die Praxis eintauchen. Jetzt möchte ich dich vor allem daran erinnern, dass du eine unglaubliche Kraft in dir trägst und durch Disziplin und Übung in der Lage bist, deine Gehirnstrukturen und damit deine Gedanken, Gefühle und Überzeugungen zu verändern. Das bestätigen auch neueste Erkenntnisse der Gehirnforschung. Unser Gehirn ist fähig, sich zeitlebens zu verändern, indem es neue neuronale Verbindungen bildet und bereits bestehende Verbindungen neu organisiert. Diese Neuroplastizität verbessert und erweitert auch unsere Fähigkeit zur Manifestation.

> *»The mind is the creator of everything. You should therefore guide it to create only good. If you cling to a certain thought with dynamic willpower, it finally assumes a tangible outward form.«*
>
> **PARAMAHANSA YOGANANDA**[6]

Wie hängt nun dieses Wissen von der Veränderbarkeit unseres Gehirns mit Manifestation und Yoga zusammen?

VERÄNDERUNG VON GLAUBENSSÄTZEN UND GEWOHNHEITEN

Forschungen zur Neuroplastizität zeigen, dass mit wiederholten, gezielten Gedanken und Verhaltensweisen neue neuronale Verbindungen im Gehirn gebildet und gefestigt werden können. Wenn du dich also aktiv mit deinen limitierenden Glaubenssätzen auseinandersetzt und neue, positive Überzeugungen praktizierst, kann das Gehirn diese neuen Muster übernehmen und stärken. Einmal verankert, ist die Ausgangsbasis für deine Manifestation eine ganz andere. Zu diesem Thema gibt es eine sehr spannende Studie von Jeffrey Schwartz, einem amerikanischen Psychiater, der zu Neuroplastizität bei Zwangsstörungen (Reinigung/Hygiene, Kontrolle/Ordnung etc.) geforscht hat. Er fand heraus, dass sich durch bewusste Reframing-Techniken und Achtsamkeitstraining Veränderungen im Gehirn und somit Verbesserungen ergeben können. Seine Probanden übten, ihre zwanghaften Gedanken zu erkennen und ihnen bewusst alternative, gesündere Gedanken und Handlungsweisen gegenüberzustellen. Nach wiederholtem Üben konnten die Teilnehmer ihre Gehirnaktivität in den relevanten Regionen, insbesondere im orbitofrontalen Kortex (verantwortlich für Zwangshandlungen) nachhaltig verändern.[i]

Dies lässt sich mühelos auf die Veränderung von limitierenden Glaubenssätzen übertragen. Durch ständige Wiederholung neuer Gedanken lassen sich schließlich Verhaltensänderungen erzielen.

Du fragst dich, wie lange das dauert? Einer Studie von 2019 zufolge etwa 66 Tage. Erst dann sind die neuen neuronalen Bahnen gefestigt und wird eine neue Verhaltensweise zur Gewohnheit. Dies unterstreicht die Bedeutung des regelmäßigen Übens.[ii]

---

i Schwartz et al.: *Brain Lock: Free yourself from Obsessive-Compulsive Behavior,* Regan Book 1996

ii Lally et al.: *How are habits formed: Modeling habit formation in the real world,* European Journal of Social Psychology (2010)

BEWUSSTSEIN UND ACHTSAMKEIT

Durch Achtsamkeitsübungen können wir die neuronale Struktur des Gehirns beeinflussen, indem wir den Fokus auf das Hier und Jetzt richten und uns selbst trainieren, negative, unbewusste Gedankenmuster zu erkennen. Diese bewusste Regulation des Bewusstseins ist ein Schlüsselelement, um manifestieren zu lernen, da wir beginnen, das eigene Denken zu steuern und zu formen. Eine sehr aktuelle Studie von 2022 (Tang et al.) zeigt, dass Achtsamkeitsmeditation das Gehirn langfristig strukturell verändert. Besonders signifikant war die Erkenntnis, dass Meditation nicht nur den Hippocampus stärkt, der wichtig für das Gedächtnis ist, sondern auch das »Default Mode Network«, ein Netzwerk von im Ruhezustand aktiven Gehirnzellen. Dieses Netzwerk ist bei Selbstreflexion und inneren Überzeugungen aktiv. Meditation und Achtsamkeitstraining haben also tiefgreifende Auswirkungen auf das Selbstbild und unsere Überzeugungen.[iii]

EMOTIONALE REGULATION

Emotionen sind eng an unsere Gedanken und Überzeugungen geknüpft, und die Neuroplastizität ermöglicht es uns, dass wir lernen, die Gefühle zu regulieren und bewusst zu gestalten, statt automatisch von ihnen überrannt zu werden. So können wir positive Erfahrungen und Lebensumstände besser manifestieren. Streeter et al. (2012)[iv] untersuchten den Effekt von Yoga auf das Gehirn und fanden heraus, dass es dort den GABA-Spiegel erhöht. GABA ist ein Neurotransmitter, der Angst und Stress reduziert. Er ist entscheidend für die emotionale Stabilität. Dies unterstützt die These, dass Yoga die emotionale Regulation beeinflusst und zu langfristigen Veränderungen im Gehirn führen kann.

SELBSTWIRKSAMKEIT UND VERANTWORTUNGSÜBERNAHME

Durch das Verständnis der Neuroplastizität und die Anwendung der Erkenntnisse auf das eigene Leben wird uns bewusst, wie mächtig das Potenzial zur Selbstverän-

iii Tang et al.: *Mindfulness Mediation, brain Plasticity and cognitive Function: A Neuroimaging Perspective*, Nature Reviews Neuroscience (2022)

iv Streeter et al.: *Effects of yoga on the autonomic nervous system, gamma-aminobutyric-acid, and allostasis in epilepsy, depression, and post-traumatic stress disorder*, in Medical Hypotheses, 10. Januar 2012

derung ist. Diese Erkenntnis befähigt uns dazu, Verantwortung für unser Denken, Fühlen und Handeln zu übernehmen – ein wesentlicher Schritt im Prozess der bewussten Manifestation.

Zudem fördern regelmäßige Bewegung und mentale Übungen die Gehirnplastizität. Eine sehr aktuelle Studie von 2020[v] zeigt, dass aerobe Bewegung wie Laufen, Schwimmen oder dynamisches Yoga die synaptische Plastizität im Gehirn signifikant verbessern kann. Diese Form von körperlicher Aktivität führt zu einer vermehrten Produktion eines bestimmten Proteins, das für das Wachstum, die Reifung und die Erhaltung von Neuronen verantwortlich ist. Zudem stärkt Bewegung den präfrontalen Kortex, also den Bereich des Gehirns, der für kognitive Kontrolle, Entscheidungsfindung und Verhaltensregulierung verantwortlich ist. Diese Region unterstützt uns dabei, Impulse zu kontrollieren und bewusste Entscheidungen zu treffen – genau das, was wir brauchen.

Sobald wir beginnen, neue bewusste Entscheidungen zu treffen, anstatt uns nur in alten Fahrbahnen zu bewegen, findet Heilung statt, und unser Leben beginnt sich zu verändern. So gehen Yoga, Manifestation und die bewusst gesteuerte Entwicklung unseres Gehirns Hand in Hand.

Für dich bedeutet das, dass du deine Neuroplastizität in den nächsten Wochen, am besten jedoch dein Leben lang, mit deinem Verhalten positiv beeinflussen kannst:

- SORGE also für einen guten und regelmäßigen Schlaf (am besten sieben bis acht Stunden, immer zu den gleichen oder ähnlichen Uhrzeiten)
- VERSORGE dich mit qualitativ hochwertigem, nährstoffreichem Essen und trinke ausreichend Wasser
- VERBRINGE Zeit in der Natur
- BEWEGE dich ausreichend
- MACHE Dinge, die dir wirklich Spaß machen und die einen kindlichen, kreativverspielten Charakter haben wie malen, singen, basteln, handwerken …
- SCHREIBE die Journal Prompts (aussagekräftige Fragen, die zur Selbstreflexion beitragen) aus diesem Buch mit der Hand ab und beantworte sie vor allem

v Galea et al.: *How physical exercices enhances cognitve control and neuroplasticity*, trends in cognitive science, 2020

auch handschriftlich. Der Schreibprozess ist langsamer, als wenn du auf der Tastatur tippst, und damit werden die Informationen besser im Gedächtnis verankert. Beim Schreiben per Hand werden beide Gehirnhälften aktiviert, diese Verknüpfung fördert kreatives Denken. Beides unterstützt den Manifestationsprozess.

DER KÖRPER – THE MISSING LINK BEIM MANIFESTIEREN

> *»Emotion is created by motion. When you move your body, your physiology changes, and so does your mindset. If you want to manifest your desires, you must engage both your mind and your body.«*
>
> **TONY ROBBINS**[7]

Viele Manifestationsmethoden arbeiten, wie wir bereits gesehen haben, wenig oder gar nicht mit dem Körper. Nun ist es aber so, dass unser Körper alle Erfahrungen und Emotionen speichert. Auch die nicht bewusst festgehaltenen Erinnerungen sind im Körpergewebe vorhanden. Vor allem Bessel van der Kolk hat in seinem Buch »The Body keeps the Score«[vi] umfassend dargelegt, wie traumatische Erfahrungen und starke Emotionen im Körper gespeichert werden. Dies bedeutet, dass negative Erfahrungen wie Schmerz, Trauer, Wut oder Angst auf zellularer Ebene verbleiben können, auch wenn unser Bewusstsein sie nicht mehr aktiv erinnert. Unser Körper erinnert sich, was dazu führt, dass wir unbewusst Verhaltensweisen entwickeln, die uns vor potenziellen Bedrohungen schützen sollen. Vor ein paar Monaten bin ich bei uns zu Hause die Treppe runtergegangen und habe mir am Geländer einen Splitter eingezogen. Nichts Großes. Dennoch hat sich meine Hand in den nächsten Wochen an genau dieser Stelle ganz von alleine vom Geländer gehoben, um zukünftigen Schmerz zu verhindern. So intelligent ist unser Körper. Rein kognitiv hatte ich diese Lappalie bereits vergessen. Aber mein Körpergedächtnis funktionierte bestens.

vi Bessel van der Kolk: *Verkörperter Schrecken: Traumaspuren in Gehirn, Geist und Körper und wie man sie heilen kann*, G. P. Probst Verlag; 9. Edition (2024)

Wusstest du, dass sogenannte negative Emotionen im Körper ca. doppelt so intensiv schwingen wie positive? Dies hat mit unserer Evolution zu tun. Angst, Wut, Ekel etc. waren für unsere Ahnen überlebenswichtige Signale für Kampf, Flucht oder Starre. »Positive« Emotionen waren lediglich nice to have. Daher ist es leider auch heute noch so, dass es uns leichter fällt, tiefe Trauer, starke Wut oder Angst zu verspüren als überbordende, ekstatische Freude. Die sogenannte Negativitätsverzerrung, auch als »Negativity Bias« bezeichnet, beschreibt unsere Neigung, negativen Reizen mehr Aufmerksamkeit zu schenken als positiven. Unser Gehirn ist tatsächlich so strukturiert, dass es negative Informationen schneller verarbeitet, als positive. Studien besagen sogar, dass wir Menschen etwa fünf positive Ereignisse brauchen, um die Wirkung eines einzigen negativen Erlebnisses auszugleichen. Das hat uns über Jahrtausende geholfen, in gefährlichen Umgebungen zu überleben, ist aber heutzutage auf unserem Weg hin zu Freiheit und Freude eher hinderlich.

Doch keine Sorge, wir können trainieren, auch das zu verändern. Körperorientierte Praktiken wie Yoga und Breathwork arbeiten genau an dieser Schnittstelle von körperlicher Erinnerung und emotionaler Verarbeitung. Wir können die vielleicht etwas verwilderten Trampelpfade der Freude und Liebe frei räumen und vertiefen, sodass auch diese Emotionen schneller und tiefgreifender abrufbar werden. Wir müssen lediglich Wege finden, sie zu kultivieren. Also Freude zu unserem neuen ständigen Begleiter machen. Aber dazu später mehr und zurück zu der Tatsache, dass alter Schmerz im Körpergewebe gespeichert ist. Dieser kann sich dadurch zeigen, dass wir uns von etwas im Außen »getriggert« fühlen. Ein Trigger ist etwas, was dich wütend macht oder stark emotional aufwühlt, etwas, an dem dein Ego sich fälschlicherweise aufreibt, weil es wenig mit der gegenwärtigen Situation, aber viel mit deiner Vergangenheit zu tun hat. Wenn du dich das nächste Mal von etwas getriggert fühlst, beobachte deine körperlichen Reaktionen. Vielleicht merkst du, wie dein Magen sich zusammenzieht, dein Darm zu rumoren beginnt, oder du spürst einen unangenehmen Druck im Nacken oder wie deine Kehle eng wird. Erlaube dir, alles zu spüren, was sich in dir zeigt. Dann frage dich, ob du dieses körperliche Gefühl schon kennst und wenn ja, woher? Gegebenenfalls kannst du nun die Wunde erkennen, die unter dieser körperlichen Empfindung liegt, und verstehen, warum du die Situation heute als so schmerzhaft empfindest. Diese Methode ist schnell und wahnsinnig effizient. Alle

Antworten liegen in dir, und warten darauf, dass du sie erkundest. Begrüße zukünftig jeden Trigger voller Neugierde. Nur durch Trigger kannst du die Limitierungen deiner Ego-Identität erkennen. Letztere ist der Teil, der im Sanskrit als Ahamkara bezeichnet wird, eine Art »Ich-Bewusstsein«, das auf Erinnerungen, Überzeugungen, persönlichen Werten und Lebensentscheidungen beruht. Es ist ein Selbstbild, welches sich lebenslang entwickelt und das es zu überwinden gilt.

Wie du gerade erfahren durftest, sind Körper und Atmung direkte Portale in den jetzigen Augenblick. Schaffen wir es, unsere Achtsamkeit zu unserem Körper oder auf unsere Atmung zu lenken, können wir uns temporär aus negativen Gedankenspiralen lösen und erkennen, dass wir mehr sind als nur unsere Gedanken. Daher machen wir im nächsten Kapitel einen kleinen Exkurs in die Yogaphilosophie, denn das alte überlieferte Wissen kann uns bei diesem Vorhaben wunderbar unterstützen.

3. KAPITEL

YOGA ALS PERFEKTE BASIS FÜR DEINE VERÄNDERUNG

> *»Yoga is the journey of the self, through the self, to the self.«*
>
> **BHAGAVAD GITA, KAPITEL 6, VERS 20**[8]

Das Wort Yoga existiert bereits seit über 5000 Jahren. Das Sanskrit-Wort »Yoga« kann auf verschiedene Weisen übersetzt werden, da es mehrere Bedeutungen und Aspekte des Yoga umfasst. Im Allgemeinen wird Yoga oft als »Vereinigung«, »Verbindung«, »Verschmelzung« oder »Integration« übersetzt. Es bezieht sich auf die Einheit oder Harmonie von Körper, Geist und Seele. Eine weitere mögliche Übersetzung des Wortes Yoga ist »Anstrengung« oder »Bemühung«. Dies bezieht sich auf die Disziplin, Hingabe und Praxis, die erforderlich sind, damit die Yogapraxis Früchte trägt. Yoga gilt als eines der sechs großen philosophischen Systeme Indiens. Diese werden Darshanas genannt und können als »Weltanschauung« übersetzt werden. Als Basis gelten die Yoga Sutren (auch Yoga Sutras genannt), einer der wichtigsten Texte für die Lehre und Praxis des Yoga. Als Verfasser des aus Versen = Sutren bestehenden Textes gilt der Weise Patanjali, der vermutlich zwischen 200 vor Christus und 400 nach Christus gelebt hat. Er trug in diesen Sutren systematisch zusammen, was Yoga ist.

Natürlich gibt es viele andere philosophische Systeme, wie den Sufismus oder den Buddhismus, die einzelne praktische Übungen beinhalten. Dennoch sticht Yoga meiner Meinung nach hervor. Mit dem klar definierten Ziel der persönlichen Freiheit vor Augen gibt uns Yoga unendlich viele Tools an die Hand, wie wir dieses Ziel in unserem jetzigen Leben erreichen können. Diese Tools haben sich im Laufe der letzten Jahrhunderte entwickelt und immer weiter verfeinert. Vor allem die vielen Körperübungen sind eher jüngerer Natur und können dem Traditionszweig des Hatha-Yoga zugeordnet werden.

Hatha-Yogis bedienen sich des Körpers, welcher in fünf Schichten oder Unterkörper unterteilt wird. Diese »Koshas« umhüllen unser Innerstes, unsere Seele. Die erste Schicht bildet der physische Körper, also der Teil, mit dem wir uns am meisten identifizieren – alles, was wir greifen, anschauen, verstehen können. Doch unser Körper besitzt laut Hatha-Yoga-Philosophie auch energetische und unsichtbare Ebenen. Die zweite Schicht wird Energie-Körper genannt und besteht aus reiner Energie. Vielleicht hast du dich mit dem Thema Energie bisher nicht beschäftigt, und es kommt dir esoterisch vor oder schwer zu greifen. Aber keine Sorge, wir alle können Energien wahrnehmen, du auch! Unsere Alltagssprache spiegelt dies auf wunderbare Art und Weise wider: »Meine Batterien sind leer«, »Meine Sicherungen sind durchgebrannt«, »Es hat gefunkt« oder ganz einfach »Ich fühle mich erschöpft«. All diese Redewendungen zeigen, dass auch wir in der westlichen Welt unseren Körper als etwas Energetisches wahrnehmen.

Alle fünf Schichten unseres Körpers sind von Energie durchwirkt und haben eine eigene Funktion für unsere Gesundheit und unser Wohlbefinden. Neben dem physischen und energetischen Körper unterscheidet man im Yoga noch den Mental-Körper, den Unterscheidungs-Körper und den Glückseligkeits-Körper. Diese Schicht ist die subtilste und von den anderen Schichten meist überlagert.

DIE 5 KOSHAS

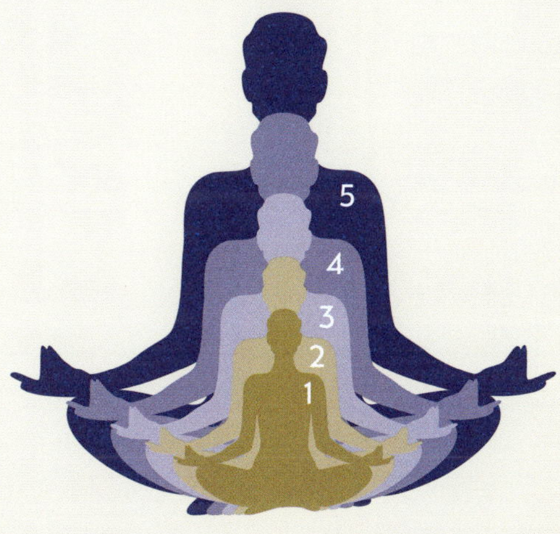

1. **Annamaya Kosha** Physischer Körper
2. **Pranamaya Kosha** Energie-Körper
3. **Manomaya Kosha** Mental-Körper
4. **Vijnanamaya Kosha** Unterscheidungs-Körper
5. **Anandamaya Kosha** Glückseligkeits-Körper

Vielleicht erinnert dich dieses Konzept an den Begriff der Vielschichtigkeit des menschlichen Seins, von dem auch wir im Westen ausgehen. Yoga sieht seit jeher den Menschen in seiner Komplexität und Einzigartigkeit. In einer ausgewogenen Yogapraxis werden alle fünf Schichten angesprochen mit dem Ziel, den Glückseligkeits-Körper freizulegen, denn auf dieser Ebene erfahren wir Gefühle von Glück, Dankbarkeit und innerem Frieden. Laut Yoga ist alles bereits in dir vorhanden. Schauen wir uns dieses wunderschöne und ermutigende Konzept nun etwas näher an.

YOGA – DER SCHLÜSSEL LIEGT IN DIR

Eine der Kernideen der Yogaphilosophie ist, dass du nicht getrennt bist vom großen Ganzen. Du bist ein Kind von Mutter Erde und somit eines der Zahnräder, die das kosmische Spiel am Laufen halten. Deine Handlungen sind wichtig, und dein Leben hat bereits dadurch Sinn, dass du existierst. Dieses Verständnis haben die meisten von uns Menschen verloren. Wir fühlen uns isoliert, unbedeutend und erfahren unsere Existenz als sinnlos. Durch eine regelmäßige Yogapraxis entsteht ein Gefühl der Verbundenheit. Eine Verbundenheit zu allen Erscheinungsformen der Existenz. Zu diesem Zweck tragen Asanas Namen wie »der Hund«, »der Baum« oder »der Berg«. Praktizieren wir sie, passen wir unsere äußere Form an und erfahren so den ständigen Wandel der Existenz. Wir erfahren aber auch, dass ein Teil von uns, unabhängig vom äußeren Wandel, in allen Lebewesen gleich ist: Prana, die sogenannte Lebensenergie, die uns alle verbindet. Mit diesem Bewusstsein entwickelt sich Achtsamkeit. Rücksichtsloses und auf sich selbst bezogenes Verhalten nimmt auf natürliche Weise ab, und der Yogi oder die Yogini handelt im Einklang mit der Natur.

Prana ist dadurch charakterisiert, dass es immer in Bewegung ist, es fließt. Für uns als Yogis ist es ein Ziel, unser Prana, unsere Vitalität, zu maximieren. Daher geht es um das Aufnehmen, das Steuern und das Freisetzen von Energie, wenn wir Atemübungen, Asanas oder Meditation üben. Wir versetzen uns bewusst in eine neue, höhere Schwingung, in der wir unser Umfeld aus einem höheren Bewusstsein heraus wahrnehmen können. Dieser Anstieg der Schwingung wird symbolisiert durch den stufenweisen Aufstieg durch die Energiezentren im menschlichen Körper, auch Chakren genannt. Diese sind entlang der zentralen Körperachse angeordnet und einem jeweiligen Körperbereich zugeordnet. Für die Arbeit mit Prana ist es das Beste, du bringst dich in eine neugierige und kindliche Energie. Fast so, als würdest du wieder im Sandkasten sitzen und aus Sand einen Kuchen bauen. Nur dass der Sand in dem Fall Energie ist, mit der du alles, was du dir vorstellen kannst, kreieren kannst. Aber dazu später mehr. Versprochen.

ÜBERLIEFERTES YOGAWISSEN NEU BETRACHTET

In diesem Kapitel möchte ich dir zeigen, dass sich moderne westliche Ansätze der Persönlichkeitsentwicklung wunderbar mit dem alten Wissen der Yogaphilosophie kombinieren lassen, oder noch radikaler formuliert, dass Yoga und Persönlichkeitsentwicklung von der Essenz her gleich sind. Nicht zwei Paar Schuhe, sondern eins. Dazu werden wir uns die Yoga Sutren des Patanjali etwas genauer anschauen, diesen überlieferten Yogatext, der sich hauptsächlich mit dem menschlichen Geist beschäftigt und dessen Funktionsweise konkret beschreibt. Das Ziel des Yogaweges ist, ein Leben in Freiheit und Verbundenheit führen zu können. Patanjali beschreibt, was Yoga bedeutet, was uns daran hindert, ein freies und gleichzeitig verbundenes Leben zu führen, und wie es durch Yoga dennoch möglich werden kann.

DIE DEFINITION DES GEISTES IN DEN YOGA SUTREN

Bevor wir uns der Definition Patanjalis zuwenden, was Yoga eigentlich bedeutet, möchte ich noch vorwegschicken, welche große Rolle der Geist im Yoga spielt. Geist ist gleichzusetzen mit dem englischen Begriff »Mind« und nicht mit dem deutschen Wort »Verstand«. Der menschliche Geist umfasst im allgemeinen Verständnis:

- Den Verstand/Intellekt
- Das Bewusstsein
- Das Unterbewusstsein
- Gedanken
- Alle Vorgänge im frontalen Kortex
- Alle Vorgänge im limbischen System
- Emotionen

- Emotionen, die aus Gedanken entstehen
- Visualisierungen, auch die Zukunft betreffend – also Ängste, Sorgen, sowie bewusst gesteuerte Vorstellungen einer perfekten Zukunft

Größtenteils definieren wir Menschen uns über unsere Gedanken und unsere Emotionen. Unser Bewusstsein ist jedoch weitaus größer und umfassender als der Teil von uns, der denkt und fühlt. Gerne stelle ich mir das Bewusstsein als einen unendlichen Raum vor, ähnlich dem Universum. Meine Gedanken sind lediglich elektrische Impulse – wie ein kleines Gewitter am Nachthimmel. Bildlich gesprochen identifizieren wir uns mehr mit dem Wetter als mit dem Raum, durch den das Gewitter zieht. Viele Yogapraktiken zielen darauf ab, das Gewitter zu beruhigen, damit wir eine neue, viel größere und ausdehnende Erfahrung unseres Selbst machen können.

Die Identifikation mit der stürmischen Natur unserer Gedanken und den daran gebundenen Emotionen geht so weit, dass wir in unserem Sprachgebrauch keine passenden Worte haben, um die unterschiedlichen Aspekte unseres Bewusstseins zu beschreiben. Wir unterscheiden wenig zwischen den oben genannten unterschiedlichen Anteilen unseres Geistes, und setzen Geist oftmals mit Verstand gleich. Dies verdeutlicht, dass wir nahezu im Dunkeln tappen, wenn wir uns mit unserem Bewusstsein beschäftigen. Die Yogaphilosophie interessiert sich jedoch seit Jahrtausenden für das menschliche Bewusstsein und unterteilt in den alten Schriften vier miteinander verwobene Unterkategorien:

1. **Manas**
   Das Wort Manas kommt von »man« – denken und »as« – atmen. Manas sammelt Informationen über die Sinne und filtert diese Eindrücke, um daraus Ideen zu formulieren. Manas kann als Intellekt übersetzt werden. Es fungiert als eine Art Operating System, das Informationen sammelt und eine daraus abgeleitete Reaktion in Gang setzt. Sein Bewusstseins-Umfang ist begrenzt und kann ähnlich einem Computer durch einen Virus oder Falschinformationen fehlgeleitet werden.
2. **Ahamkara**
   Diese Unterkategorie heißt übersetzt so viel wie »Ich tue« und umfasst den Anteil von uns, der sich mit dem identifiziert, was wir machen, was wir geschafft ha-

ben und was wir denken. Es ist der Teil in uns, der gerne einzigartig wäre, sich viel mit anderen vergleicht und somit unweigerlich eine Quelle von Leid darstellt. Aber Ahamkara ist lernfähig. Wenn wir durch Yoga und Meditation unser Ego verfeinern, kann es uns dabei unterstützen, unsere Herzenswünsche umzusetzen. Ahamkara hat eine zielführende Energie und Willenskraft.

3. **Buddhi**

   Die nächste Schicht ist Buddhi. Wir finden hier Ähnlichkeiten zu dem Wort Buddha und können Buddhi als »wissend« übersetzen. Buddhi ist der Aspekt unseres Bewusstseins, der beide Seiten der Medaille sieht. Während Ahamkara das letzte Wort haben will, gibt Buddhi Raum für die Möglichkeit, dass es mehr als eine Wahrheit gibt. Es ist der moralische Kompass, mit dem wir alle geboren werden. Auch ohne Erziehung. Der Teil von uns, der mitfühlend, liebevoll und gütig ist. Buddhi ist ein innerer Freund, der uns zur Seite steht.

   »Buddhi« wird oft als unveränderlich angesehen, da es die angeborene Fähigkeit hat, zwischen richtig und falsch zu unterscheiden und die Wahrheit zu erkennen. Es wird angenommen, dass »Buddhi« von Natur aus rein und wissend ist und durch die Reinigung des Geistes von störenden Faktoren wie Egoismus und Unwissenheit zur vollen Entfaltung kommen kann.

4. **Chitta**

   Chitta ist die tiefste Schicht unseres Bewusstseins. »Chit« kann als sammeln übersetzt werden, und Chitta ist das Sammelbecken unserer vergangenen Eindrücke und der Art und Weise, wie wir darauf reagiert haben. Das Chitta beinhaltet die tief liegenden Muster, die unseren Charakter formen, auch die noch nicht erkannten und somit noch nicht bearbeiteten. Das Chitta ist für den Yogi der interessanteste Anteil des Bewusstseins und auch für dieses Buch von größter Bedeutung. Um wirklich zu verstehen, was uns in der Tiefe motiviert und antreibt, müssen wir uns unsere Schattenanteile anschauen. Also die Teile von uns, die wir bisher erfolgreich vor uns und anderen versteckt halten. Wir müssen verstehen lernen, warum wir im Hier und Jetzt agieren, wie wir agieren und welche unserer Verhaltensweisen uns dienlich sind und welche nicht. Bevor wir überhaupt Limitierungen umschreiben und Blockaden auflösen können, müssen wir sie erkennen. Das kann Angst machen, aber keine Sorge, diese Angst ist unbegründet. Dein Unterbewusstsein ist klug, und es wird sich nur das zeigen, was bereit ist, erkannt zu werden, und womit du umgehen kannst.

Patanjali wusste schon vor Jahrtausenden, dass die versteckten Anteile erst einmal ans Licht gebracht werden müssen, bevor wir uns um sie kümmern können. Bei diesem Prozess kultivieren wir »viveka khyati«, die Weisheit, zu unterscheiden. Es geht dabei um die Fähigkeit, Muster zu erkennen und sie als das zu benennen. Aus dieser »neuen« Perspektive heraus kann eine alte Situation umgeschrieben werden. Dadurch wird das Nervensystem neu eingestellt und der Code durchbrochen, der uns in einem Muster festhält, das nicht nur ein Leben lang wirkt, sondern sich auch über unsere Genealogie, Kultur und möglicherweise bis in zukünftige Generationen erstrecken könnte. Wenn wir beginnen, neue Reaktionsweisen und Perspektiven zu erforschen, die frei von den Beschränkungen unserer eigenen sowie der kollektiven Unwissenheit sind, sind wir in der Lage, uns auszudehnen und Wissen aus dem kollektiven erleuchteten Bewusstsein zu erhalten.

YOGA SUTREN 1:2
YOGA CHITTA VRITTI NIRODHAH

Direkt zu Beginn der Yoga Sutren gibt Patanjali eine Definition dessen, was Yoga ist. Dieses Sutra wird oftmals übersetzt als »Yoga ist das Zur-Ruhe-Kommen der Gedanken im Geist«. »Chitta Vritti« sind dabei die Gedankenwirbel (das Gewitter) und Nirodha das »Zur-Ruhe-Kommen«.

Vor obigem Hintergrund finde ich die folgende Interpretation von Bhavani Silvia Maki jedoch zeitgemäßer:

»Yoga ist das bewusste Auflösen von allen selbstlimitierenden und destruktiven Gedanken, Mustern und Tendenzen im eigenen Energiefeld.«

Makis Buch »The Yogi's Roadmap«[vii] ist ein in meinen Augen sehr lesenswerter Kommentar zu den Yoga Sutren. Die Abhandlung gibt es nur auf Englisch, die deutsche Übersetzung der modernen Variante des Sutras stammt von mir.

Wenn wir akzeptieren, dass die sogenannten Chitta Vrittis nicht nur Gedanken sind, so wie Chitta, der Geist, nicht nur der denkende Verstand ist, sondern auch

vii Maki, Bhavani Silvia: *The Yogi's Roadmap. Patanjali Yoga Sutra as a Journey to Self Realization*, Independent Publishing Platform, 2013

trauten Geräusche der Autobahn wahrnimmst. Auch wenn nicht alle Muster schädlich sind, lässt sich festhalten, dass Samskara die Kraft der Gewohnheit ist, die uns in der Routine hält und uns in unserer Weiterentwicklung hemmt.

Durch häufiges Wiederholen bilden die Synapsen der involvierten Neuronen immer stärkere Verbindungen, und das Aktivitätsmuster festigt sich. Das Samskara zeigt sich als ein neuropathologisches Muster, das teilweise durch bildgebende Verfahren im Gehirn beobachtet werden kann. Obwohl unsere Samskaras unterschiedliche Formen annehmen können, ist stets der gleiche Hintergrund vorhanden – unsere Neigung hat einen Impuls geschaffen, und dieser entwickelt mit der Zeit eine eigene Dynamik. Wenn wir weiterhin automatisch reagieren und nicht lernen, bewusst zu handeln, wird die Energie immer in dieselbe Richtung fließen und uns in der Gewohnheit gefangen halten. Gleiches zieht Gleiches an, und so werden wir wieder und wieder die gleichen Probleme manifestieren, bis wir unser Muster erkennen und die Kraft und Disziplin aufwenden, es zu verändern. Ein neuer Weg kann nur über beständige Wiederholung entstehen, es braucht demnach ein klares Vorhaben, Einsatz, Training und Geduld, um unser Gehirn neu zu formen. Patanjali nennt diese Qualitäten »Abhyasa« und »Vairagya«. Das beständige Üben und die Fähigkeit, Altes loszulassen, sind Schlüsselqualitäten auf dem Pfad des Yoga.

Durch beharrliches Wiederholen wird aus einem neuen Verhalten schließlich eine neue Gewohnheit, die durch einen neuen und veränderten Gehirnpfad abgesichert ist. Die gute Gewohnheit ist zur unbewussten Reaktion geworden und mühelos abrufbar. Wie lange es dauert, diesen Gehirnpfad zu festigen, hängt unter anderem auch davon ab, wie komplex diese neue Gewohnheit ist. Willst du beispielsweise eine Sportroutine in deinem Leben verankern, ist dies wahrscheinlich leichter, als deine emotionale Intelligenz zu verbessern. Dennoch versprechen uns die Yoga Sutren und die Neuroplastizität, dass beides möglich ist, wenn wir uns entsprechend einsetzen.

Nirodhah ist demnach nicht, wie so oft angenommen, das Unterdrücken oder Ausblenden von Gedanken, Leidenschaften und Emotionen. Es ist vielmehr das Bündeln und Lenken von Energie in eine neue Richtung. Die Herausforderung dabei ist es, durch die turbulenten Strömungen unserer Gefühle und Emotionen zu navigieren. Wir nutzen die geballte Energie, die hinter unseren Gefühlen steht, als Triebfeder.

Konkret bedeutet das, dass wir unsere Emotionen, noch während wir sie als störend erkennen, in konstruktive Erfahrungen umwandeln. So kann aus »Ich bin außer mir vor Wut« die Erkenntnis »Ich erlebe eine Situation, die mich wütend macht. Ich kann selbst entscheiden, wie ich auf diese Situation reagiere« werden.

Anstatt sich komplett mit der Emotion zu identifizieren, wird sie als temporärer Zustand erkannt, der nur einen Teil des Selbst ausmacht und daher reguliert werden kann. Dies findet sich übrigens auch in dem Wort »Emotion«, welches von dem lateinischen Wort »emotio« abstammt, was als aufwühlende oder heftige Bewegung übersetzt werden kann. Eine Emotion ist also per Definition etwas Temporäres, da es sich bewegt und somit verändert. Die Voraussetzung dafür ist, dass wir die Emotionen annehmen und nicht versuchen, sie zu verdrängen. Jeder Versuch, sie zu unterdrücken, wird sie verstärken. Nur durch Akzeptanz und eine innere Erlaubnis, die Emotion zu durchleben, kann sie transformiert und integriert werden.

Stell dir also Nirodah als einen inneren Funken vor, der uns nicht nur zur Ruhe, sondern daraus resultierend auch zur Bereitschaft antreibt, Neues zu erleben. Es geht darum, die Weite unseres Bewusstseins zu steigern – wie ein Teleskop, das die Weiten des Weltraums ergründet. Nirodah befähigt uns, unser Verständnis von dem, was möglich ist, zu erweitern und unsere Erlebnisse voll und ganz zu würdigen. Besonders bei Erfahrungen, die uns nötigen, die eigene Komfortzone zu verlassen, erlaubt uns diese mentale Dehnbarkeit, diese Herausforderung mit Offenheit anzunehmen. So wie ein Sportler seine Muskeln dehnt, um bessere Leistung zu erzielen, dehnt Nirodah unsere geistigen Fähigkeiten, damit wir ausgetretene Pfade verlassen und uns auf neue Erfahrungen einlassen können. Haben wir die Weite des Bewusstseins einmal erfahren, sind wir nicht mehr der- oder dieselbe. Die Erfahrung treibt uns an, weiterzumachen. Vereinfacht gesagt, ist Nirodah die Energie, die uns motiviert und die Fähigkeit verleiht, weiter zu denken und zu fühlen als bisher. Nirodah hilft uns, unterschiedliche Erfahrungen als wertvoll zu erkennen und zu schätzen, selbst wenn sie uns zuerst unbequem erscheinen mögen. So ist Nirodhah in einem modernen Kontext mehr als die Abwesenheit von Störungen, es ist die treibende Kraft für Wachstum.

HINDERNISSE ALS SCHLÜSSEL AUF DEM YOGAWEG

Würden wir in unserem Leben keine Schwierigkeiten und Hindernisse erfahren, würden wir uns höchstwahrscheinlich nie auf den Weg der Selbsterkenntnis begeben. Daher sind Hindernisse essenziell für jegliche Form von Erfolg und Entwicklung. Darüber wird leider viel zu selten gesprochen. Wir lernen nicht von unseren Erfolgen, wir lernen von unseren Fehlern. Patanjali nennt die Hindernisse »Kleshas« und beschreibt deren fünf.

Kleshas sind in der Yogaphilosophie die Ursache unseres Leidens. Sie sind innerer Natur. Klesha ist abgeleitet von »klis«, was so viel bedeutet wie quälen oder ärgern. Jeder Klesha kann bildhaft als ein innerer Stachel oder eine Verstrickung betrachtet werden, die negative Gedanken, Gefühle und Verhaltensmuster verursacht. Kleshas hindern uns daran, inneren Frieden und Glückseligkeit zu erfahren, und tragen dazu bei, dass wir uns von unserer wahren Natur und der Verbundenheit mit allem trennen. Durch die Auseinandersetzung mit den Kleshas können wir erkennen, dass ihre Überwindung ein grundlegender Schritt zur Befreiung und zur Wiedererlangung innerer Ausgeglichenheit ist.

Die Kleshas können nicht umgangen werden. Es führt kein Weg an ihnen vorbei. Nur durch sie hindurch. Sie verlieren erst ihre Macht, wenn wir unsere spezifische Verstrickung erkannt und verstanden haben. Es ist von größter Bedeutung, sich dies immer wieder vor Augen zu führen. Wir alle brauchen Schwierigkeiten, Misserfolge und handfeste Hindernisse. Nur so können wir uns auf unserem Weg entwickeln. Das Learning passiert nicht während der guten Zeiten in unserem Leben, das Wachstum findet in den Krisen statt.

YOGA SUTREN 2:3
AVIDYA-ASMITA-RAGA-DVESHA-ABHINIVESHA KLESHA

Die Kleshas nach Patanjali: »Unwissenheit, Ich-Identifikation, Verlangen, Abneigung und das Klammern ans Leben stellen die fünf Grundübel dar.«

1. **Avidya,** die Ignoranz, die Unwissenheit oder das Nicht-Durchschauen ist dabei die Ursache allen Leidens und wird auch als Mutter der anderen vier Kleshas bezeichnet. Gäbe es kein Avidya, würden auch die anderen Probleme nicht existie-

ren. Es beruht auf einer grundsätzlichen Fehlwahrnehmung der Realität und des wahren Selbst. Es ist wie ein dichter Nebel, der unsere Sicht trübt und uns von der Erkenntnis unserer wahren Essenz und Verbundenheit mit allem trennt. Dies kann zur Entfremdung von uns selbst und anderen führen. Aus dieser Unwissenheit heraus entstehen weitere Probleme, die im schlimmsten Fall zu Krankheitsbildern werden können, wie Depression, Sucht, Angst- und Panikattacken.

2. **Asmita** ist die Identifikation mit dem Ego, mit unserem begrenzten Selbstbild. Es ist wie ein Verengen unseres Bewusstseins auf das Individuelle und Trennende, was uns daran hindert, die Einheit und Verbundenheit aller Dinge zu erkennen.
3. **Raga** bezieht sich auf eine übermäßige Anziehungskraft oder ein übermäßiges Verlangen nach bestimmten Dingen, Menschen oder Zuständen. Es ist ein Anhaften an etwas, das uns trennt und uns in die Illusion verwickelt, dass unser Glück von äußeren Umständen abhängt.
4. **Dvesha** ist eine starke Abneigung oder Ablehnung von bestimmten Menschen, Situationen oder Erfahrungen. Es ist wie ein innerer Widerstand oder eine Abwehrhaltung, die uns daran hindert, uns dem Leben offen zu stellen und mit Mitgefühl und Akzeptanz auf die Welt zuzugehen.
5. **Abhinivesha,** Existenzangst, ist die tiefe Angst vor Veränderung, Unsicherheit und dem Tod. Es lässt uns an vermeintlicher Sicherheit und dem Wunsch nach Kontrolle festhalten, was uns daran hindert, uns dem Fluss des Lebens hinzugeben und unsere volle Kraft und unser ganzes Potenzial zu entfalten. Somit können wir Abhinivesha auch als Angst vor einem Leben in Fülle bezeichnen.

Die Interpretation von Abhinivesha als »Angst vor dem Leben« kann uns helfen, die tieferen dynamischen Aspekte dieses Klesha zu verstehen und zu erkennen, wie sie unser Bewusstsein und unsere Lebendigkeit zutiefst einschränken kann. Abhinivesha ist unser tiefstes Samskara. Die Yoga Sutren betonen, dass selbst der Weiseste nicht frei ist von Todesangst.

Wenn also das Nichtwissen um die wahre Essenz unseres Seins der Kern der Probleme ist, sollten wir dort ansetzen. Wüssten wir um unsere wahre Natur, würden Asmita, Raga, Dvesha und Abhinivesha nicht greifen. Daher sollte das Auflösen des Schleiers von Avidya im Zentrum unserer Bemühungen stehen.

»Wer bin ich?« ist die Frage, die wir uns stellen dürfen und die wir im Laufe dieses Buches aus den unterschiedlichsten Blickwinkeln betrachten werden.

Durch diesen kurzen Einblick in die Yoga Sutren von Patanjali wird deutlich, dass Yoga eine Transformationsreise der Persönlichkeit darstellt, deren Ziel innere Freiheit und Verbundenheit ist. Diese Konzepte werden durch neueste wissenschaftliche Erkenntnisse gestützt. In der Tat können wir durch Meditation die Aktivität unseres Gehirns beeinflussen und das Bewusstsein transzendieren, um höhere Bewusstseinsebenen zu erreichen. Das Wissen über Neuroplastizität bestätigt die langjährigen Annahmen der Yogis – wir Menschen sind veränderbar. Wir lernen ein Leben lang, und unsere Persönlichkeit kann geformt werden.

Es gibt einen berühmten Satz von Dr. Joe Dispenza, der dies einfach und prägnant auf den Punkt bringt: »Your personality creates your personal reality.« Er betont, dass unsere Wahrnehmung der Realität nicht objektiv, sondern subjektiv ist und dass es unzählige parallele Realitäten gibt. Wir haben die Fähigkeit, die Realität aktiv nach unseren Wünschen zu gestalten und zu verändern, während wir selbst im Cockpit unseres Lebens sitzend Tempo, Richtung und Ziel bestimmen. Unsere Persönlichkeit spielt dabei eine entscheidende Rolle.

Zusammenfassend lässt sich sagen: »Unsere Persönlichkeit ist beeinflussbar und veränderbar und damit auch unsere individuelle Realität.«

DU KANNST DAS LEBEN DEINER TRÄUME KREIEREN

So ist Yoga mehr als nur eine Methode, um einen schönen und agilen Körper zu bekommen – keine Sorge, diesen gibt es als Nebenprodukt dazu. Yoga ist als lebensbejahender Prozess zu betrachten, der dich dazu ermächtigt, dein Traumleben zu kreieren, und zwar im Hier und Jetzt. Du veränderst deine innere Landkarte, entfernst Blockaden aus deinem System, integrierst die eckigen Parts deiner Persönlichkeit und erstrahlst immer mehr in deiner einzigartigen und wunderschönen Essenz. So ziehst du bald nur noch Dinge in dein Leben, die mit dir in Ausrichtung sind. Egal, ob du eine neue Beziehung in dein Leben bringen willst, mehr Erfolg im Job haben oder eine komplette Neuausrichtung deines Lebens erreichen möchtest: Du kannst alles erschaffen, was du dir von Herzen wünschst.

Teil 2

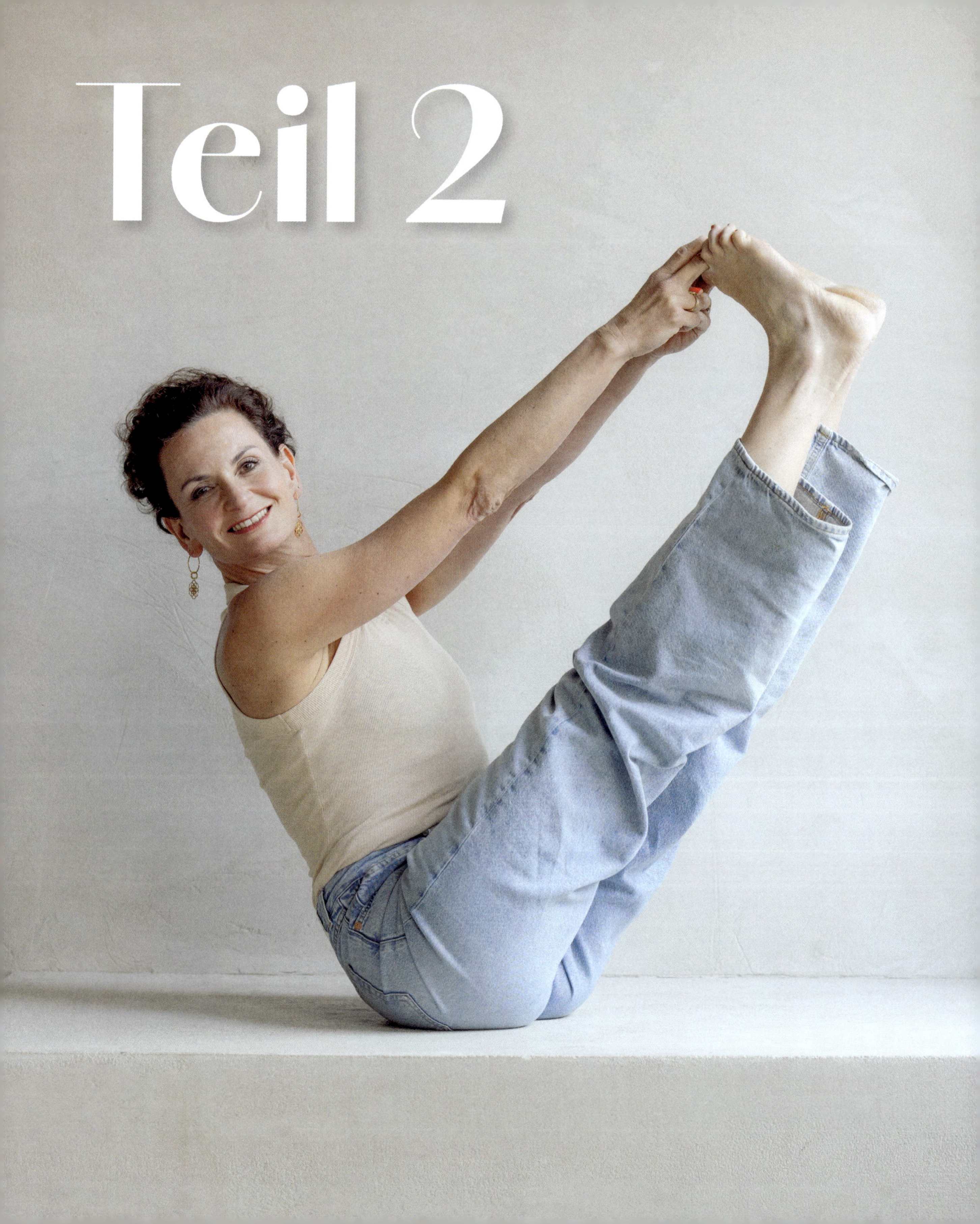

Nun ist es an der Zeit, dass du in die Praxis kommst, denn Yoga ist 99 Prozent Praxis und 1 Prozent Theorie. Das bedeutet nicht, dass du den ganzen Tag auf deiner Yogamatte verbringen sollst, sondern dass ab sofort auch dein Alltag Teil deiner Übungspraxis ist.

Wichtig ist, dass du Freude dabei hast und dem gesamten Prozess mit Offenheit begegnest! Natürlich bedarf es auch einer gewissen Beharrlichkeit und Disziplin. Doch was könnte es Spannenderes geben, als das eigene Leben ab sofort in seiner ganzen Fülle zu erleben? Die nun folgenden Methoden sollen dich dabei unterstützen, der Tretmühle des Lebens immer wieder deine Aufmerksamkeit zu entziehen und dich dem zuzuwenden, was dich lebendig macht. Egal, was sich gerade in deinem Leben zeigt, du hast die Resilienz, es dir anzuschauen und damit umzugehen. Auf der Yogamatte und im Alltag. ME YOGA ist dazu designt, dich mit deiner wahren, freudvollen Natur zu verbinden. Es ist der Moment, in dem du dich selbst wählst.

4. KAPITEL

ME YOGA – DU BIST DER RESONANZPUNKT FÜR DEINE VISIONEN

> *»How you wake up each day and your morning routine dramatically affects your levels of success in every single area of your life.«*
>
> **HAL ELROD**[10]

ME YOGA ist ein Ansatz, der Yoga und Manifestation zu einem logischen Ganzen verschmilzt. Ich habe schon immer die Nachteile von geschlossenen Systemen gesehen und wollte mich nie einem Yogastil ganz unterordnen. Daher war es mir wichtig, ein System zu kreieren, das dich nicht einschränkt, sondern einlädt, dich auszudehnen. Es ist nicht starr, sondern in sich beweglich. Gleichzeitig ist es strukturiert genug, dass du ME YOGA mühelos in dein Leben integrieren kannst. Diese Form von Yoga findet nicht nur auf der Matte statt, sondern auch in deinem Alltag, denn du wirst immer wacher und bewusster werden und somit beobachten können, welche Personen und Situationen dir guttun und was dich emotional triggert. Wie du im dritten Kapitel erfahren hast, hat ein Trigger immer mit deiner Vergangenheit zu tun und weist dich auf etwas hin, das noch nicht bearbeitet wurde. Sprich, wenn du getriggert bist, ist das eine wertvolle Information für dein weiteres Vorgehen und somit kein Grund zum Verzweifeln. Im Gegenteil, jeder Trigger ist ein Grund zur Freude, denn er liefert dir Indizien, die dich auf dem Weg zu dir selbst unterstützen.

Dein Alltag ist ab sofort Inspiration für deine Yogapraxis und findet nicht mehr getrennt davon statt. Du verwendest die gesammelten Informationen und verarbeitest sie auf der Matte. Wie machst du das? Kurz gesagt: Du kultivierst Dankbarkeit für all die guten Dinge in deinem Leben. Das, was dich triggert oder wo du dich blockiert, taub oder machtlos fühlst, all das beobachtest du, erkennst es als Störung und nimmst die Situationen mit in deine Meditation und auf deine Yogamatte, wo du die unterschiedlichen Tools anwendest, die ich dir nun auf den folgenden Seiten vorstellen werde. Diese Werkzeuge unterstützen dich dabei, mit den erkannten Herausforderungen in deinem Alltag umzugehen und alte Verletzungen und Limitierungen zu heilen. So brichst du ganz bewusst bestehende Muster und kreierst eine neue Art zu denken, zu fühlen und zu sein. Deine innere Landkarte baut sich um. Daraus resultieren mannigfaltige Veränderungen in deinem Alltag. So praktiziert, wird Yoga mehr als etwas, was dir guttut und was du als eines der vielen To-dos auf deiner Liste abarbeitest. ME YOGA hat das Potenzial, dein Leben zum Positiven zu wenden. Es ist nachhaltig, und der Effekt reicht weit über den Moment des Übens hinaus. Lass uns beginnen!

BEGINNE DEN TAG MIT ME YOGA

Nach dem Aufwachen hast du zwei Möglichkeiten. Entweder du beginnst den Tag bewusst oder unbewusst. Du kannst deinem Tag eine von dir gewählte Energie geben, wenn du ihn bewusst mit einer entsprechenden Routine, wie Yoga, Meditation oder Workout beginnst, oder aber du stehst auf, nimmst dein Handy in die Hand und lässt dich mitreißen vom äußeren Strom. Wählst du Letzteres, beginnst du den Tag mit Stress und Überforderung. Wählst du die andere Möglichkeit, bestimmst du Tempo und Richtung deines Tages selbst. Viele erfolgreiche Persönlichkeiten berichten über eine individuelle, besondere Morgenroutine. Für Steve Jobs, den Mitbegründer von Apple, gehören Meditation, Yoga und Reflexion über seine Prioritäten für den Tag zu seinem morgendlichen Ritual. Oprah Winfrey, die bekannte Fernsehmoderatorin und Unternehmerin, möchte nicht mehr auf Meditation, Bewegung und das Lesen von inspirierenden Texten am Morgen verzichten.

Es gibt noch viele weitere beeindruckende Persönlichkeiten, die ihre morgendliche Routine teilen, da sie erkannt haben, dass dieser bewusste und strukturierte Ablauf ihnen dabei hilft, den Tag erfolgreich zu starten. Der Morgen ist eine ganz besondere Zeit. In der Nacht, im Tiefschlaf, lösen wir Widerstände und Negativität auf. Wir fallen in einen Zustand der Nicht-Identifikation mit unserer Persönlichkeit und unseren Egos. Jedes Aufwachen ist somit eine Art Reset, eine Möglichkeit, neu zu beginnen. Daher ist der Morgen für deine Manifestation so kostbar. Nutze seine Energie für deine ME-YOGA-Routine. So näherst du dich deinen Zielen Schritt für Schritt, etablierst positive Gewohnheiten und bringst dich in Verbindung mit dem, was ist. Zudem ist die Wahrscheinlichkeit groß, dass du den Tag in einer positiv schwingenden Energie fortsetzen kannst.

Mein Wecker klingelt morgens um 5:30 Uhr. Nicht, weil ich früh aufstehen muss, sondern weil ich es möchte. Ich liebe die Stille im Haus, bevor alle anderen aufwachen. Alles, was ich tue, mache ich in Ruhe. Ich decke den Frühstückstisch, bereite die Brotdosen für meine Kinder vor und meditiere, oder ich gehe aufs Trampolin und spreche dabei inspirierende Sätze und Worte, die meine Stimmung heben.

Bereits am Abend freue ich mich auf den nächsten Morgen und gehe zeitig ins Bett, damit ich die kreative und frische Energie in der Früh voll auskosten kann. In dieser Energie setzte ich mich auch an den Schreibtisch und schrieb an diesem Buch – jeden Tag ein paar Sätze. Manchmal mehr, aber nie weniger. Du kannst dir nicht vorstellen, wie aufregend und erhebend es für mich war, vor meinem Laptop zu sitzen und dieses Buch zu schreiben. Beim Zähneputzen, Fahrradfahren, Lesen oder Unterrichten kamen mir immer neue Impulse und Ideen.

Jeden Tag begann ich demnach mit einer Tätigkeit, die mich an das erinnerte, woran ich glaube, und die das in Struktur brachte, was mir wichtig ist. Wenn es mir gelang, mich selbst aus dem Bild zu nehmen und zu schreiben, nicht um zu beeindrucken, sondern um zu vermitteln und zu teilen, was ich liebe, dann waren das die besten Morgen. Auf diese Weise gelangte ich durch das Schreiben in Verbindung mit meinem höheren Bewusstsein, meinem magnetischen Selbst.

Eine tägliche Routine erinnert uns an das Wissen, das bereits in uns und um uns herum vorhanden ist. Sie schafft Nähe und Intimität zu uns selbst. Eine tägliche Routine bedeutet, dass wir uns immer wieder bewusst für uns selbst entscheiden, zwischen all den anderen Optionen. Dadurch lenken wir die Energie hin zu Fülle und Erfolg.

Nutze also die magische Energie eines jeden neugeborenen Tages. Je mehr Zeit du dir am Morgen für deine Praxis nimmst, umso mehr Zeit wird dir geschenkt. Das hört sich paradox an, ist aber die Wahrheit. Zeit ist manipulierbar, und du kannst lernen, mit ihr umzugehen. Je mehr du versuchst in einen Tag zu quetschen, umso ineffektiver und chaotischer wird er. Wenn du den Tag stattdessen mit einer achtsamen Routine beginnst, wird alles, was darauf folgt, effizienter und müheloser verlaufen.

ME YOGA ALS WIEDERKEHRENDER MANIFESTATIONSZYKLUS

ME YOGA steht nicht in Konkurrenz mit bestehenden Yogastilen. Du kannst dich als Iyengar- oder Ashtanga-Yogi identifizieren und dennoch ME YOGA praktizieren, denn dieses Konzept hilft dir, zu dir selbst zu finden. Alle Unterstützung, die du auf diesem Weg findest, ist willkommen. Ein Yogi wird sowieso nicht durch die Zugehörigkeit zu einem bestimmten System definiert, da das im Yoga eher trennend wirken würde – es geht vielmehr um das Erleben von Einheit. In meinen Augen zeichnen sich fortgeschrittene Yogis und Yoginis durch die Fähigkeit zur verfeinerten Selbstreflexion aus. Sie entscheiden bewusst, sich mit dem auseinanderzusetzen, was im gegenwärtigen Moment aufkommt und gesehen werden will.

Der ME-YOGA-Zyklus folgt der Anordnung der Chakren im Körper des Menschen. Diese Energiezentren werden in der Yogalehre entlang der Wirbelsäule verortet und sind durch einen Energiekanal verbunden. Im Yoga werden sieben Hauptchakren unterschieden. Der Prozess des ME-YOGA-Zyklus beginnt meinen Lehrern Ramanand Patel und Keith Borden zufolge im Ajna Chakra, dem dritten Auge in der Stirnmitte. Dort empfangen wir unsere Manifestation, also das, was wir in unser Leben bringen möchten. Mit dieser klar formulierten Intention begeben wir uns auf die Matte und zum Wurzelchakra an der Basis der Wirbelsäule. Von dort steigen wir schrittweise durch alle Energiezentren bis zum Kronenchakra auf (das Stirnchakra ist also zweimal involviert). Jedes Chakra ist einem Element zugeordnet – von der Erde über Wasser und Feuer bis zu den subtilen Elementen Luft, Äther und Licht. Stell dir vor, dass deine Vision wie ein Samenkorn in die Erde gepflanzt wird. Dies verdeutlicht, dass deine Kreation eine gemeinsame Schöpfung ist, bei der Mutter Erde dich

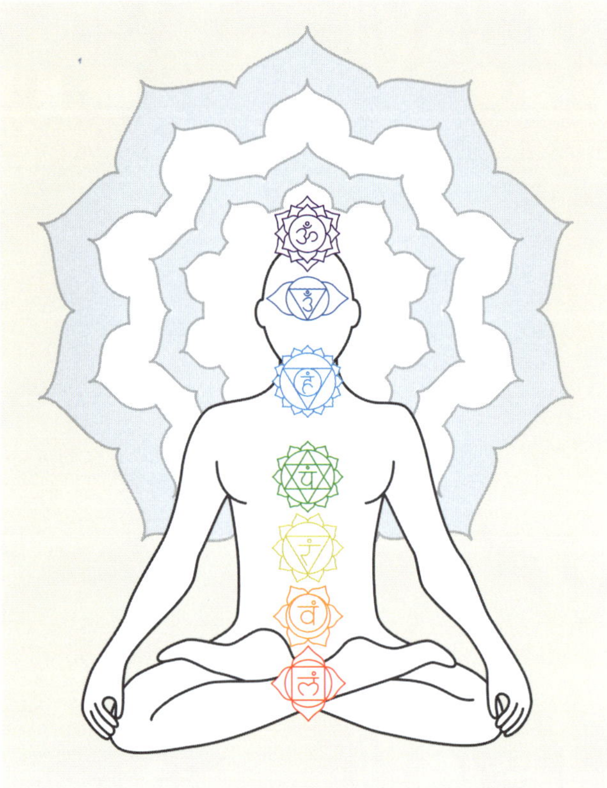

unterstützt. Das Samenkorn trägt bereits alle Informationen für die Manifestation in sich. Im zweiten Chakra wird es bewässert und keimt auf. Die Pflanze wächst dem Licht und der Wärme entgegen und entwickelt eine Blüte, die unter dem Einfluss von Licht und Luft zu blühen beginnt. Dieser Prozess setzt sich durch die restlichen Chakren fort, bis aus deinem Samenkorn eine vollständige Blüte entsteht und dein Kronenchakra frei ist. Du bist tief mit Mutter Erde und dem Universum verbunden, und deine Manifestation wird zur Realität. Dieses Bild verdeutlicht, wie du mit ME YOGA etwas Bleibendes und Bedeutungsvolles erschaffen kannst, das dein Leben verändert.

> *»The first chakra grounds us to the Earth and our physical reality, but the upper chakras allow us to access the field of infinite possibilities. Manifestation is about aligning these centers and bringing your highest visions into physical form.«*
>
> **ANODEA JUDITH**[11]

KURZÜBERSICHT DER ACHT STUFEN DES ME-YOGA-ZYKLUS

Der Manifestationszyklus von ME YOGA umfasst acht Stufen, die sich als ein sich wiederholender Rhythmus verstehen lassen, ähnlich einer Uhr oder den Jahreszeiten. Wir starten in der Mitte, um unsere Authentizität und Vision für unsere Manifestation zu finden, und durchlaufen dann alle Chakren (in der Grafik im Uhrzeigersinn).

1. Finde deine Authentizität und Vision: Erfahre, wer du bist und was du dir wünschst. (Stirnchakra/Drittes Auge)
2. Du bist geliebt, gesehen und sicher: Verbinde dich mit der Energie von Mutter Erde und gewinne Vertrauen in deine Vorhaben. (Wurzelchakra)
3. Du verdienst nur das Beste: Steigere deinen Selbstwert und lass Freude zu deiner Begleiterin werden. (Sakralchakra)
4. Lass los, was nicht mehr zu dir passt: Erkenne und transformiere alte Limitierungen und Blockaden. (Solarplexuschakra)
5. Nichts ist zu schön, um wahr zu sein: Schaffe energetischen Raum für neue Möglichkeiten und Expansion. (Herzchakra)

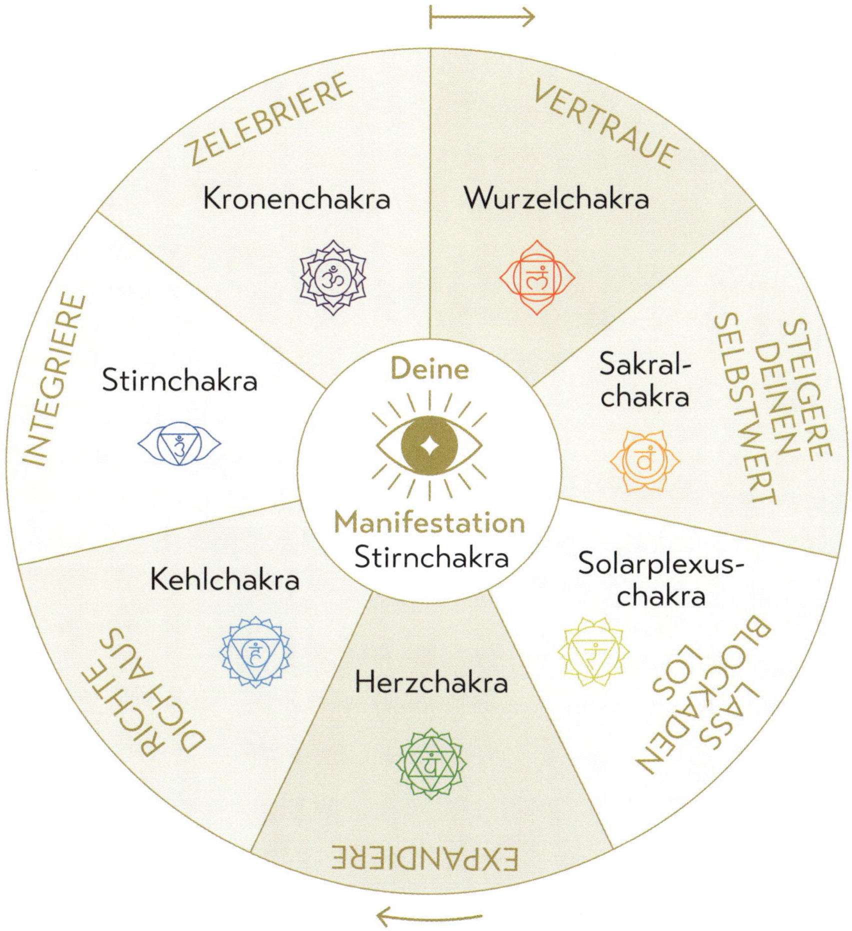

6. Du machst die Dinge NEU: Spüre deine Transformation und handle entsprechend. (Kehlchakra)
7. Du bist der Resonanzpunkt für deine Vision: Ziehe neue Dinge und Möglichkeiten in dein Leben und integriere alles, was du erreicht hast. (Stirnchakra)
8. Die Zelebrierung: Genieße die Früchte deiner Manifestation, halte inne und entspanne dich – deine Arbeit ist getan. (Kronenchakra)

DIE FÜNF KOMPONENTEN DEINER ME-YOGA-PRAXIS

Es ist mir ein Anliegen, mit diesem Buch etwas Praktisches zu schaffen – ein Instrument, das dir ermöglicht, konkrete Erfahrungen zu machen. Die beste Vorgehensweise dafür ist wie folgt:

Nimm dir genügend Zeit für die Journaling-Aufgaben und Meditationen aus Kapitel 5. Erst wenn du deinen authentischen Code (siehe ab Seite 72) erkannt, deine Liste erstellt und deine potenzielle Zukunft in der Meditation verankert hast, begib dich auf die Yogamatte. Der authentische Code enthält fünf Werte, die dich in deiner Essenz am besten beschreiben. Die Technik, um diese Werte zu erlangen, wurde von Lacy Phillips entwickelt und kann auf der amerikanischen Manifestationsplattform »tobemagnetc« nachgelesen werden. Sie ist in meinen Augen eine großartige Methode zur Selbsterkenntnis und somit zur Authentizität und Entscheidungsfindung.

In deiner Yogapraxis empfehle ich dir, für jeden Manifestationsschritt eine bis eineinhalb Wochen einzuplanen. Natürlich kann es je nach Persönlichkeit auch länger oder kürzer dauern – dies ist jedoch ein guter Richtwert. Innerhalb dieser Zeit praktiziere die beschriebenen Übungen, sooft es dir möglich ist. Am Ende jeden Schrittes nimm dir Zeit, um alles Erlebte aufzuschreiben. Dies ermöglicht es dir auch im Nachhinein, den Prozess nachzuvollziehen.

Deine ME-YOGA-Praxis setzt sich konkret aus Ankersätzen, Breathwork, Asana, Trancen (spezielle Meditationen, die in deinem Unterbewusstsein wirken) und Journaling zusammen.

1. **Ankersätze** schreiben dein Unterbewusstsein um und bringen den Fokus auf das Thema des jeweiligen Manifestationsabschnittes. Ein gesprochenes Wort

ist eine dichtere Form von Energie als ein Gedanke – aber dazu später mehr. Durch das Aussprechen der Ankersätze kommst du deiner Manifestation einen Schritt näher.

2. **Breathwork** ist optimal, um alte emotionale Blockaden im Körper zu lösen. Beachte: Das kann dazu führen, dass du tiefe emotionale Freisetzungen erlebst, die oft nicht einmal bewusst mit bestimmten Ereignissen in Verbindung gebracht werden können.
3. **Asana** ist notwendig, um negative Muster im Körper zu erkennen und zu verändern. Asana schenkt dir wertvolle Informationen über deinen Körper. Zudem wissen wir durch die Faszienforschung, dass das Bindegewebe zentraler Speicherort für Emotionen ist. Emotionale Zustände beeinflussen demnach unser Fasziennetzwerk und können zu chronischen Verspannungen führen, was wiederum körperliche Beschwerden wie Rücken- oder Kopfschmerzen verursachen kann. Durch gezielte Asana-Arbeit lösen wir diese Verspannungen und setzen alte Emotionen frei. Asana in der ME-YOGA-Praxis ist mehr als nur Dehnung und Kräftigung. Es ist Teil des Prozesses hin zu dir selbst.
4. **Trancen** sind essenziell für deinen Fortschritt auf deinem Weg. Es handelt sich dabei nicht um »klassische« Yogameditationen, bei denen du dich beispielsweise nur auf deinen Atem konzentrierst. Diese Art von Meditationen ist weniger reduziert, fast schon üppig, denn wir arbeiten mit Bildern, Visualisierungen, Kontemplation und Klopfen. Das Ziel bei den Trancen ist es, jeweils etwas Bestimmtes in dir zu entdecken, zu spüren und gegebenenfalls eine neue Realitätsmöglichkeit zu verankern.
5. **Journaling:** Zu jedem Kapitel gibt es sogenannte Journal Prompts, das spontane schriftliche Beantworten bestimmter, die Selbsterkenntnis fördernder Fragen. Journaling ist eine äußerst wirksame Methode, um Manifestation mit den Prinzipien der Neuroplastizität zu verbinden. Durch das Aufschreiben von Zielen, Ankersätzen und Reflexionen schaffst du nicht nur Klarheit über deine Wünsche, sondern stärkst auch die neuronalen Verbindungen, diese zu manifestieren. Regelmäßiges Journaling ist eine Schlüsselkomponente zur Umprogrammierung des Gehirns und zur Erreichung persönlicher Ziele.

WAS NOCH WICHTIG IST, BEVOR ES LOSGEHT

Wenn wir diese fünf Komponenten regelmäßig praktizieren, können wir den Raum unseres Unterbewusstseins neu gestalten, Limitierungen auflösen und Bestärkendes hervorheben. Dies erfordert etwas Übung. Ich kann mich noch gut daran erinnern, wie ich mit dieser Art der Yogapraxis begonnen habe. Mein Unterbewusstsein schien verschlossen wie eine Schatulle zu sein und wollte einfach keine Erinnerungen preisgeben, mein Journaling glich den Tagebucheinträgen meiner damals siebenjährigen Tochter, und während meiner Asana-Praxis konnte ich im Geiste Einkaufslisten schreiben. Alle berichteten von emotionalen Freisetzungen während des Breathworks, und ich habe nichts gefühlt. Doch aufzugeben kam nicht infrage, also habe ich mich jeden Tag aufs Neue für diesen Weg entschieden und weitergeübt, und nun gehören diese Schwierigkeiten der Vergangenheit an. Meine ME-YOGA-Praxis ist wie ein persönlicher Schatz, durch den ich mich auf das tiefste mit mir verbinden kann. Inzwischen ist es so, dass ich mit jeder aktuellen, mich triggernden Erfahrung in meine Praxis gehe, mit dem Anliegen, die Wurzel des Schmerzes zu sehen, und mir diese meist sofort präsentiert wird, egal ob in Breathwork, Asana, Meditation oder Journaling. Glaub mir, ich würde diese Art von Yoga nicht promoten, wenn ich nicht zu 100 Prozent davon überzeugt wäre.

Noch wichtig für dich zu wissen ist, dass du die Meditationen auch im Liegen üben kannst. Dies eröffnet neuen Raum, sie gegebenenfalls kurz vor dem Einschlafen oder morgens direkt nach dem Aufwachen zu praktizieren. Generell sind diese Uhrzeiten wunderbar für die Meditation. Du bist nicht ganz in deinem Alltagsbewusstsein, sondern eher in einer Art Übergangsphase, was sich auch in deiner Gehirnaktivität widerspiegelt. Alpha- und Theta-Gehirnwellen sind häufig in diesen Übergangsphasen zwischen Wachsein und Schlaf anzutreffen.

Alpha-Wellen entstehen, wenn du völlig entspannt, aber dennoch wach und bewusst bist. In diesem Zustand kannst du deine Gedanken beobachten und die Welt um dich herum wahrnehmen, während du dich zugleich in einen Raum der inneren Ruhe begibst.

Theta-Wellen treten häufig auf, wenn du kurz davor bist, einzuschlafen, oder wenn du dich in einem sehr tiefen Meditationszustand befindest. In diesem Bereich bist du anfällig für Tagträume, aber auch fähig zu tiefem Nachdenken und kreativen

Einsichten. Es ist ein magischer Zustand, in dem dein Unterbewusstsein aktiv wird und dir oft neue Perspektiven sowie Lösungen anbietet. Theta-Wellen unterstützen auch Heilungsprozesse, indem sie den Zugang zu verdrängten Erinnerungen und Emotionen erleichtern. Sie können helfen, emotionale Blockaden zu lösen, und ermöglichen tiefgreifende Selbstreflexion.

Diese Übergangsphasen sind also wunderbare Gelegenheiten für deine ME-YOGA-Meditation. Sie laden dich ein, in die Tiefe deines eigenen Seins einzutauchen. Sie sind ein Schlüssel zu deinem persönlichen Wachstum und deiner inneren Entfaltung!

Nun weißt du erst einmal alles, und die Reise kann beginnen. Genieße den Weg und freue dich auf die Erfahrungen, die auf dich warten!

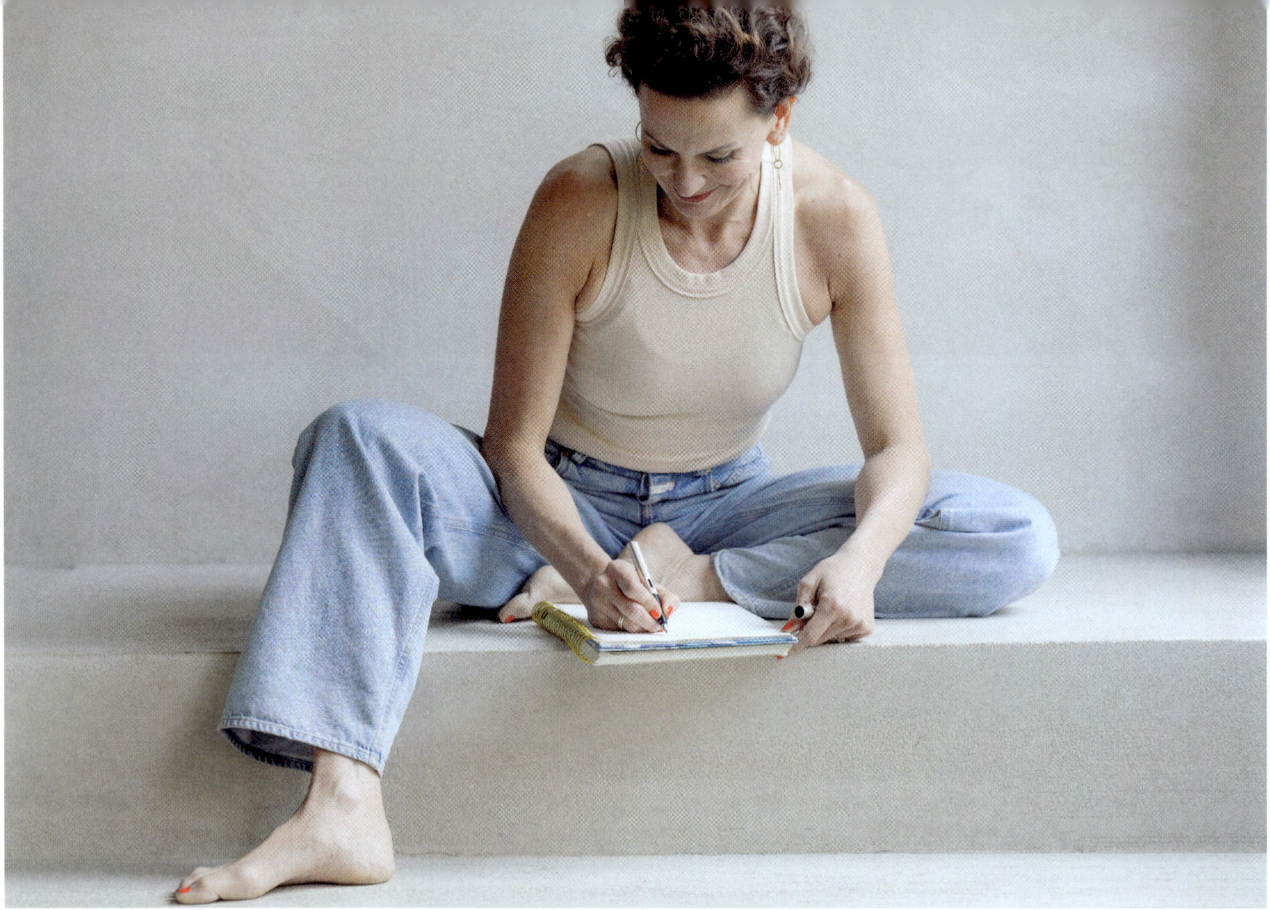

5. KAPITEL

FINDE DEINE AUTHENTIZITÄT UND VISION – erfahre, wer du bist und was du dir wünschst

In diesem ersten Part des Manifestationszyklus geht es darum, die Einzigartigkeit deiner Persönlichkeit herauszustellen. Es gilt, erst einmal zu erkunden, was deine tiefste Sehnsucht ist und in welcher Form du dieses Herzensbedürfnis in deinem Leben ausdrücken möchtest.

Dazu bedienen wir uns der umfassenden Intelligenz und Weisheit unseres Stirnchakras. »Ajna Chakra«, das Energiezentrum in der Mitte der Stirn, ist das Chakra, welches am sensibelsten ist für Energie, d.h., dort ist es besonders leicht, deine Lebensenergie zu spüren und mit ihr in Kontakt zu treten. Es bietet dir ein gutes Übungsfeld, wenn du bisher mit Energiearbeit wenig Erfahrung hast. Ist es mit Energie geflutet, zeichnet sich dein Weg klar vor dir ab. Durch die Klarheit fallen alle lästigen Entscheidungsprozesse weg, und du weißt ganz genau, was du willst und was die nächsten Schritte sind. Du folgst der Stimme deiner Seele und lebst deine Wahrheit in großer Transparenz und voller Vertrauen. Ajna Chakra, auch das dritte Auge genannt, beeinflusst somit alle anderen »untergestellten« Energiezentren. Doch wie erreichst du dieses Level an Energie im Stirnchakra?

SO WIE DU BIST, BIST DU PERFEKT. DU MUSST DICH NUR ERINNERN

2023 habe ich an einem Seminar mit dem Titel »The Enlightenment Intensive« teilgenommen. Diese Methode verspricht, 50- bis 100-mal schneller zu ersten »Erleuchtungsmomenten« – auch Sartoris genannt – zu führen als andere Methoden. Im Mittelpunkt dieser Praxis steht die Frage: »Wer bin ich?« Das Ziel besteht darin, eine unmittelbare Erfahrung des Seins zu machen, jenseits des Verstehens über den Verstand. Es geht darum, das zu erleben, was jenseits der Bilder liegt, die wir von uns selbst haben oder die andere uns vermitteln. Dies soll erreicht werden, indem zwei Menschen in direkten Kontakt treten und sich in aufrichtiger Kommunikation immer wieder selbst und den anderen hinterfragen, um Einblick in das zu gewähren, was wir wirklich sind.

Die Methode basiert auf der Theorie, dass das wahre Selbst hinter erlernten Ideologien, Rollen und Bildern verborgen liegt und dass diese erst aufgelöst werden müssen, bevor das wahre Selbst zugänglich und erkennbar ist. Erst dann wird eine direkte Begegnung zwischen einem wahren Selbst und einem anderen wahren Selbst möglich, und eine echte Verbindung kann entstehen.

In einer überlieferten Zen-Technik namens Dyade sitzt man sich zu zweit gegenüber. Der oder die eine stellt die Frage: »Sag mir, wer bist du?«, und der oder die andere antwortet fünf Minuten lang. Während dieser Zeit wird Augenkontakt gehalten und so ein Energiefeld kreiert. Ansonsten gibt es keine Kommentare, keine weiteren Fragen, kein Nicken ... Nach fünf Minuten wechselt man. Bei einem Partner verbleibt man für vierzig Minuten, wobei jeder viermal fünf Minuten spricht. Diese Praxis haben wir täglich mehrere Stunden mit wechselnden Partnern und Partnerinnen durchgeführt. In der Zeit zwischen den Dyaden herrschte Schweigen: kein Austausch, kein Small Talk, kein Raum für Geschichten. Es gab keine Handys, keine Computer, keine Musik, keinen Zucker, keinen Kaffee, kein Salz, keinen Sex, kein Make-up, kein Parfüm, keine Spiegel, kein Lesen, keine Journaleinträge.

Alles in allem war es ein sehr intensiver Prozess – und bahnbrechend schön. Nie zuvor habe ich so viel über die Funktionsweise meines Geistes gelernt. Ich habe beobachtet, wie eng meine Gefühle mit meinen Gedanken verbunden sind. Ich habe die Geschichten, die in meinem Inneren zirkulieren und an denen ich festhalte und mit denen ich mich identifiziere, klar erkannt. Vor allem habe ich gespürt, wie weit sich mein Herz öffnen kann, wenn sowohl mein Gegenüber als auch ich uns trauen, uns gänzlich und pur zu zeigen, mit all unserem Schmerz und unserer Schönheit. Ich konnte erfahren, dass eine Verbindung zwischen allen Menschen dann möglich ist, wenn wir unsere Masken ablegen.

Dies war eine lebensverändernde Erfahrung, von der ich heute noch profitiere.

Nun ist es an der Zeit, dass du beginnst, deine Masken abzulegen, und dich auf die Suche nach deiner wahren Identität begibst. Keine Sorge, das, was du bei dieser Reise entdecken wirst, ist noch schöner als alles, was du dir momentan vorstellen kannst. Du bist bereits perfekt, so wie du bist. Selbst wenn du dich von deiner Authentizität momentan noch weit entfernt fühlst, ist das ebenfalls perfekt. Warum? Weil der Prozess, deine Authentizität zu finden, immer richtig ist und für jeden von uns ein eigenes Tempo und Vorgehen hat.

Um deine wahre Identität herauszukristallisieren, werden wir eine spezielle Methode anwenden. Wir verwenden einen Fragenkatalog, der uns hilft, deine authentische Codierung zu erkennen. Diese Werte, die sich aus diesen Fragen ergeben, sind mehr als bloße Worte. Sie werden dich leiten und unterstützen, Entscheidungen zu treffen, die wirklich zu dir passen.

Es ist wichtig, dass du die Fragen nicht danach beantwortest, wie du gerne von anderen gesehen werden möchtest, sondern danach, wie du wirklich bist. Lass uns ein Beispiel nehmen: In meiner authentischen Codierung spielt der Wert »Ästhetik/Schönheit« eine wichtige Rolle. Als ich anfing, mich mit meiner Authentizität zu beschäftigen, stand dieser Wert im Schatten. Ich wollte nicht als jemand gesehen werden, dem Schönheit wichtig ist. Ich trug den Glauben in mir, dass dies für eine Yogalehrerin zu oberflächlich sei. Daher habe ich anfangs Antworten vermieden, die zu diesem Wert führen. Also musste ich diesen Wert nicht nur erkennen, sondern auch aktiv daran arbeiten, ihn in mein System zu integrieren. Jetzt stehe ich dazu: Ich liebe Schönheit in allen Facetten – die Schönheit der Natur, schöne Farben, Formen, schöne Menschen und schöne Dinge. Es bereitet mir Freude, mich mit Schönheit zu umgeben, egal, ob es die Opulenz der Natur ist oder ein fulminantes Hotel. Ich bin bereit, in Schönheit zu investieren. Das bedeutet für mich, dass ich es zum Beispiel als gut investiertes Geld empfinde, ein teures Hotel zu buchen, wenn mich der Stil überzeugt, auch wenn es vielleicht sonst keinen Mehrwert bietet. Dieses Wissen unterstützt mich heute bei meinen Entscheidungen und wird auch von meinem Umfeld respektiert. Meine Mitarbeiterinnen genießen mein vollstes Vertrauen. Ich bin wirklich das Gegenteil von einem Control-Freak. Nur wenn es um das Thema Deko geht, wissen sie, dass sie nichts ohne mich entscheiden dürfen. Das gehört zu mir und ist nun integrierter Teil meiner Merk-Würdigkeit.

Wenn du deine Werte in dir erkennst und integrierst, wirst du davon profitieren. Ein solches Wissen um deine eigenen Werte hilft dir, besser mit Kritik von außen umzugehen und standhafter zu sein. Du wirst deine Entscheidungen nicht so schnell infrage stellen und dich weniger leicht davon abbringen lassen. Du wirst im wahrsten Sinne des Wortes merkwürdig.

JOURNALING

Nimm dein Tagebuch oder Notizbuch zur Hand und sorge dafür, dass du die nächste Stunde nicht gestört wirst. Dann beantworte so spontan und ehrlich wie möglich handschriftlich die folgenden Fragen, die dich dabei unterstützen, deiner Merkwürdigkeit auf die Schliche zu kommen. Der Fragenkatalog und die authentische Codierung sind frei übersetzt von der Plattform »tobemagnetic« von Lacy Phillips, die ich absolut inspirierend finde und dir wärmstens ans Herz lege.

- Worauf verwendest du die meiste Zeit und Energie? Stell dir vor, du bist in deiner natürlichen Umgebung, fühlst dich pudelwohl und niemand beobachtet dich. Was machst du?
- Wofür gibst du das meiste Geld aus? Was möchtest du ehrlich und authentisch mit dem ausgegebenen Geld erreichen?
- Was ist am organisiertesten in deinem Leben? Von deinem Kalender bis zur Umgebung, deiner Bank, deinem sozialen Leben? Gegenüber wem oder was bist du am zuverlässigsten in deinem Leben?
- Worüber denkst du am meisten nach? Worauf konzentrieren sich deine Gedanken am häufigsten? Welche Gedanken tun dir gut und bringen dich in eine positive Energie?
- Falls du dich schon vorab mit Visualisierungen der Zukunft beschäftigt hast, was visualisierst du? Worum geht es in deinem Leben in einer perfekten Zukunft? Welche Themen, Objekte, Dinge, Menschen, Erfahrungen sind Teil davon?
- Worüber sprichst du in sozialen Situationen am liebsten? Welche Themen lassen dich aufblühen, wenn sie zur Sprache kommen?
- Wenn du liest oder Zeit online verbringst, was inspiriert dich am meisten? Was merkst du dir oder markierst du? Welche Themen, Menschen, Dinge, Erfahrungen, Tipps, Werkzeuge?
- Wenn es um langfristige Ziele geht, was möchtest du erreichen? Was wünschst du dir oder manifestierst du, um das glücklichste Leben zu haben?

Nun schaue dir deine Antworten an und suche nach einem roten Faden. Gibt es wiederkehrende Elemente oder eine Essenz, die unter all deinen Antworten liegt? In meinem Fall setzt sich mein authentischer Code aus den Werten Ausdehnung, Verbindung, Ästhetik, Kreativität und Abenteuer zusammen. Diese Werte spiegeln sich in meinen Antworten deutlich wider. Wenn es um meine Ausgaben geht, investiere ich vor allem in Reisen, schöne Dinge und Persönlichkeitsentwicklung. Ich bevorzuge direkte Erfahrungen, wie das Erkunden neuer Orte oder das Erlernen ungewöhnlicher Techniken, um mein persönliches Wachstum zu fördern. In meiner Zukunft sehe ich mich in einem liebevoll gestalteten Zuhause, umgeben von meinen Kindern und in einer erfüllten Beziehung. Gemeinsame Mahlzeiten mit Freunden sind ein wichtiger Teil unseres Lebens. In den Gesprächen heben wir uns vom Small Talk ab und teilen unsere Wahrheit, um tiefere Verbindungen aufzubauen. Gleichzeitig verdiene ich meinen Lebensunterhalt durch meine Mission, indem ich Yoga unterrichte und Menschen dazu inspiriere, ihr eigenes Leben in die Hand zu nehmen. Mein Weg wird durch das Vorleben der verschiedenen Aspekte meiner Persönlichkeit geprägt und spiegelt sich in meinen Entscheidungen wider.

Es geht also darum, kristallklar zu werden, was deine Kernessenz und Werte angeht. Allerdings kann das auch Schritt für Schritt erfolgen. So ist es auch vollkommen okay, wenn du erst einmal nur zwei oder drei Werte deutlich benennen kannst oder mehr als fünf hast. In letzterem Fall prüfe, ob du bei einigen einen gemeinsamen Nenner findest, sodass es weniger werden. Gehe in deinem eigenen Tempo vor und setze dich nicht unter Druck.

Wenn du so weit bist, werden wir diesen Code mit dem, was du anziehen willst, in Verbindung bringen. Um deine Manifestation auf die nächste Stufe zu heben, ist es wichtig, ganz klar die fünf Säulen deines authentischen Codes zu definieren. Diese beschreiben, wer du im Moment bist. Sie können immer wieder verfeinert oder angepasst werden.

Mögliche Werte und was sie beinhalten können

Die folgenden Begriffe können dir eine Inspiration sein, um deine Werte zu erkennen. Hinter den Hauptbegriffen können sich noch zahlreiche weitere verbergen, die vielleicht eine deutlichere Resonanz in dir erzeugen und die du individuell für dich zutreffend ergänzen kannst. Dies soll dir noch mehr Klarheit geben, wie dein authentischer Code aussieht:

- **Nachhaltigkeit:** Bewusstsein für den Planeten auf allen Ebenen, vernetztes Denken
- **Sicherheit:** Finanzen, Pläne und Struktur im Alltag, stabile Beziehungen, ein schönes Zuhause als safe Place ...
- **Ausdehnung/Bewegung:** den Körper bewegen, nach vorne streben im Beruf, im Leben, Wachstum

- **Verbindung:** Kommunikation, Körperlichkeit, Verbindung zu sich selbst und anderen, Verbindung zur Natur, Stimulation
- **Luxus:** Freiheit, Komfort, Sicherheit, Ästhetik
- **Minimalismus:** Nachhaltigkeit, Ruhe, Loslassen, Raum, Zeit
- **Kreativität:** Selbstausdruck durch Musik, Sprache, Dekoration, Kochen, Gestalten ...
- **Sichtbarkeit:** das eigene Schaffen nach außen transportieren, etwas bewegen wollen, sich präsentieren durch Sprache oder Bild
- **Sinn:** etwas Sinnvolles durch das eigene Sein erschaffen
- **Spiritualität:** Verbindung zum höheren Selbst, ein Leben in Anbindung an die Quelle, Meditation, Entwicklung, Persönlichkeitsarbeit
- **Abenteuer:** Reisen, Neugier, Innovation, Risikobereitschaft
- **Ästhetik:** Liebe zu schönen Dingen, Design, Farben, Formen, Gestaltung, Kreativität
- **Gesundheit:** Ernährung, Bewegung, Work-Life-Balance, Meditation

...

Hier noch einmal als Beispiel mein authentischer Code und meine persönliche Zuordnung:

- *Mein authentischer Code: Ausdehnung, Ästhetik, Kreativität, Abenteuer, Verbindung*
- *Die einzelnen Begriffe bedeuten für mich:*

  ***Ausdehnung:** Wachstum, Lernbereitschaft, Erfahrung, Herausforderung, Disziplin, Bewegung, Körperlichkeit*

  ***Ästhetik:** Schönheit, Natur, Design, Farben, Formen, Yogaflows und -klassen*

  ***Kreativität:** meine Yogapraxis, Yogaklassen gestalten, schreiben, kochen, einrichten, Räume gestalten, Selbstausdruck*

  ***Abenteuer:** Neugierde, Reisen, neue Menschen kennenlernen, sich auf Unbekanntes einlassen, neue Dinge ausprobieren, im Flow sein mit dem, was ist*

  ***Verbindung:** Familie, Intimität, Nähe, tiefe Gespräche, Freundschaft, Lehrerin-Schülerin-Verbindung, Verbindung zu mir selbst und zur Natur, Wahrheit*

DEINE VISION UND DIE BEDÜRFNISSE HINTER DEINEN WÜNSCHEN

Wie sieht es bei dir aus? Welche Werte haben sich bei dir ergeben, und was genau verbirgt sich für dich persönlich dahinter?

Mit deinem authentischen Code in der Tasche geht es nun einen Schritt weiter: Um das von dir gewünschte Leben zu erschaffen, brauchst du eine Vision. Diese Vision ist mehr als nur eine Vorstellung der gewünschten Realität. Sie lebt nicht nur auf Papier, sondern ist eng mit deinem Leben verknüpft. Sie unterstützt dich, Gelegenheiten aufzuspüren, die sich in deinem Umfeld ständig neu ergeben – Gelegenheiten, die dir konkret helfen, diese Zukunft zu kreieren. Du entwirfst durch eine proaktive Auswahl selbst deine Zukunft.

> *»Ask, and it is given. As you think, you vibrate. And it is your vibrational offering that equals your point of attraction.«*
>
> **ESTHER HICKS**[12]

Dazu ist es wichtig, nach innen zu schauen und dir unabhängig von der Außenwelt bewusst zu werden, was du eigentlich möchtest. Es ist an der Zeit, dir wichtige Fragen zu stellen:

- Wonach sehne ich mich eigentlich?
- Was möchte ich mit meinem Leben anfangen?
- Wozu habe ich wirklich Lust, was möchte ich unbedingt mal erleben?
- Was möchte ich zurücklassen, wenn ich die Erde verlasse?

Vielleicht ergeben sich aus diesen Fragen schon eindeutige Wünsche, oder aber deine Wünsche sind noch eher vage. Beides ist zu diesem Zeitpunkt völlig okay. Wichtig ist, dass du deine Wünsche ernst nimmst und sie als einen Teil von dir akzeptierst. Die Wünsche passen erfahrungsgemäß zu den Menschen, die sie hegen, und dementsprechend ist das Potenzial vorhanden, sie umzusetzen.

Nimm dir nun einen Stift zur Hand und schreibe eine Liste. Unterscheide in deiner Liste zwischen Makro- und Mikro-Manifestationen. Es ist großartig, Pläne für die Zukunft zu haben und zu wissen, wo man in fünf Jahren stehen will. In Hinblick auf einen konkreten Manifestationsprozess macht es jedoch Sinn, dieses große Ziel in kleine Unterziele zu unterteilen oder generell Ziele zu formulieren, die innerhalb der nächsten drei bis zwölf Monate zu erreichen sind. Ansonsten ist die Gefahr groß, dass du deine ME-YOGA-Routine nicht über den gesamten Prozess aufrechterhalten kannst, da dir Erfolgserlebnisse und Bestätigung fehlen.

Was immer du manifestieren möchtest, es sollte realistisch sein. Damit meine ich nicht, dass du nicht groß denken und träumen kannst. Im Gegenteil, wenn wir unser Ziel hoch ansetzen, ist die Chance, dass wir etwas auf der Skala hin zu diesem Ziel erreichen, vielleicht sogar das Ziel selbst, hoch. Liegt die Latte zu niedrig, wirst du nicht zu den höheren Sphären gelangen. Dennoch, dein Ziel sollte so formuliert sein, dass du daran glaubst, dass du es erreichen kannst. Erinnere dich, du manifestierst nicht aus deinen Gedanken, sondern aus deinem Unterbewusstsein.

Ein Beispiel: Meine Tochter möchte Schauspielerin werden. Sie nimmt seit rund zwei Jahren Schauspielunterricht und wurde bei einer sehr guten Agentur in Köln aufgenommen. Sie hat bereits einige Hörspiele gesprochen, aber bisher, trotz diverser Castings, keine Rolle vor der laufenden Kamera oder auf einer größeren Bühne manifestiert.

Ihr Ziel: »Ich werde in den nächsten zwölf Monaten meine erste Rolle im Theater oder Fernsehen bekommen. Eine Rolle, die zu mir passt und mit der ich mich identifizieren kann. Ein Ausschlusskriterium: Werbung gehört für mich nicht dazu. Ich werde keine Werbung machen.«

Chapeau, eine großartige Manifestation. Das Ziel liegt im Bereich des Möglichen und ist gleichzeitig etwas, wofür sie sich strecken und dehnen muss. Hätte sie zum Beispiel geschrieben, sie wolle eine Rolle in einem Kinofilm, wäre der Sprung vom Hörspiel zum Kino sehr groß und würde viele Schritte überspringen. Dies wäre eine perfekte Makro-Manifestation, also etwas, was sich in den nächsten Jahren entwickeln kann, als erstes Ziel wäre es jedoch zu hoch angesetzt. Positiv ist auch das Ausschlusskriterium. Sie ist sich im Klaren darüber, was nicht verhandelbar ist. Es soll keine Werbung sein. Werbung passt nicht zu ihrer authentischen Codierung, da geht es um Sinn, Selbstausdruck und Kreativität, nicht um Sichtbarkeit und Ruhm. Daher ist dies eine fantastische Grenze. Grenzen beschleunigen unsere Manifestation. Dazu später mehr.

Zurück zu deiner Liste. Es ist wichtig, Dinge zu formulieren, die dir wirklich wichtig sind. Herzenswünsche. Lass die Dekoration weg und verzichte auf Testmanifestationen, also Dinge, anhand derer du diese Methode austesten willst, die du aber in Wahrheit gar nicht willst. Nimm deine Wünsche dabei wirklich ernst. Verteidige sie vor anderen und bleibe ihnen treu. Synchronizität, das Phänomen, dass du regelmäßig im richtigen Moment den richtigen Menschen und den richtigen Dingen begegnest, kann nur auftreten, wenn du bereit bist, dich durch die Wünsche deines inneren Universums leiten zu lassen, ohne vorab zu wissen, warum gerade jene Wünsche zu einem bestimmten Zeitpunkt auf dich zukommen. Wünsche können durchaus überraschend und irrational auftreten.

Es ist völlig okay, wenn deine Wünsche am Anfang noch vage sind, ähnlich einer Fata Morgana. Diese gilt es, in einem kreativen Akt zu konkretisieren. Wie sieht zum Beispiel der Wunsch nach Freiheit in der Realität aus? Was bedeutet Freiheit für dich? Vielleicht wäre eine weite Reise ein erster guter Schritt oder das Ausmisten deiner Wohnung von zu viel Besitz. Versuche aus einem vagen Wunsch etwas herauszukristallisieren, was erfahrbar ist. Nur durch eine konkrete Form kann dein Wunsch erlebt werden.

Liste jetzt die Dinge auf, materiell oder immateriell, die du in dein Leben bringen möchtest. Wenn du auf die Bedürfnisse hinter deinen Wünschen schaust, stell sicher, dass du Ideen einbringst, wie diese erfahrbar werden. Bei alldem unterstützt dich dein authentischer Code. Er ist wie ein doppelter Boden, um sicherzustellen, dass es auch wirklich deine Wünsche sind und keine anerzogenen Werte, die du umsetzen möchtest.

JOURNALING: DIE LISTE

- Beschreibe jede Sache, die du in dein Leben bringen willst, so detailliert wie möglich
- Unterscheide in Kriterien, die für dich nicht verhandlungsfähig sind, und Dinge, die nice to have wären, aber kein K.-o.-Kriterium

- Schaue dir an, ob und wie deine Manifestation mit deiner authentischen Codierung Hand in Hand geht
- Unterscheide zwischen Mikro- und Makro-Manifestationen
- Schreibe die Liste per Hand
- Bleibe konsistent in dem, was du dir vorstellst, und lass das Leben gleichzeitig gewähren. Manchmal wird man dann doch von der Art und Weise, wie die Manifestation ins Leben kommt, überrascht und die Kriterien verschieben sich ganz natürlich.

MEDITATION: »DEIN ZUKÜNFTIGES SELBST«

Alles, was du bisher erarbeitet hast – deinen authentischen Code und deine Liste –, nimmst du als Basis mit in diese erste Übungspraxis. Gleichzeitig bleibe bitte offen für Veränderungen und Neues. Bisher sind wir eher kognitiv an deine Wünsche herangegangen, jetzt öffnen wir den Raum deines Unterbewusstseins und schauen dort, wie deine perfekte Zukunft aussehen wird. Beide Versionen müssen nicht immer hundertprozentig übereinstimmen. Je weiter dein ME-YOGA-Prozess voranschreitet, desto mehr werden sie sich miteinander verbinden.

Du kannst diese Meditation gerne im Liegen ausüben. Morgens direkt nach dem Aufwachen oder abends kurz vor dem Einschlafen.

- Entspanne dich und vertiefe deinen Atem. Atme tief ein und halte den Atem einen Moment in dir, bevor du langsam und ruhig ausatmest.
- Behalte diesen harmonischen Atemrhythmus bei und richte deine Aufmerksamkeit auf deinen Körper. Lass sämtliche Spannungen los, beginnend von deinem Kopf über dein Gesicht und deine Schultern, bis hinunter zu den Zehen.
- Nimm bewusst deine Umgebung wahr – die Geräusche, Düfte und die Temperatur um dich herum. Fühle dich als physisches Wesen im Raum.
- Verbinde dich nun mit deinem Herzen und öffne es wie eine zarte, sich entfaltende Blüte. Stell dir vor, wie sich dein Bewusstsein in deinem Herzzentrum sammelt und du von dort aus dein Leben betrachtest.
- Vor deinem inneren Auge erscheint eine prächtige Leinwand in einem alten, majestätischen Kino. Nimm einen bequemen Platz ein und schaue gespannt auf die

Leinwand. Der Film, der sich abspielt, zeigt dein Leben in einem Jahr – genau so, wie du es dir vorstellst. Wo befindest du dich? Wer umgibt dich? In welcher Form erlebst du eine Liebesbeziehung? Wie gestaltet sich deine berufliche Situation?

- Schenke noch einmal deinem Herzen deine Aufmerksamkeit: Womit möchtest du dein Leben füllen?
- Erlaube es dir, jegliche Zweifel loszulassen und dein Herz weit zu öffnen. Was erfüllt dich zutiefst? Alles, was du dir wünschst, ist möglich.
- Lass die Bilder deines kommenden Lebens auf dich wirken, vielleicht enthalten sie sogar ganz überraschende Elemente. Was auch immer dir erscheint, nimm es in seiner Fülle an. Welche Träume hast du in diesem Leben wahr gemacht? Wie fühlt es sich an, diese Realität zu leben? Tauche ein in die Gestaltung deines zukünftigen Lebens. Spüre intensiv hinein und erkenne, welche Aspekte dich am glücklichsten machen.
- Erinnere dich nun an deinen authentischen Code. Beginnen diese Werte, lebendig zu werden in deinem zukünftigen Sein? Unterstützen deine Wünsche deine Authentizität? Wie fühlt sich ein Leben im Einklang mit diesen Werten an?
- Genieße und verweile, solange du möchtest in der Schönheit und Fülle deines zukünftigen Daseins. Lass dich von dieser Vision tragen und fühle die Vorfreude auf das, was vor dir liegt.

Checkliste

Nachdem du mit diesem Kapitel gearbeitet hast, solltest du:

- *um deinen authentischen Code wissen*
- *dir deiner größten Wünsche und der Bedürfnisse dahinter bewusst sein*
- *eine erste Vision von dir und deinem Leben in der Zukunft haben*

Wenn du die Checkliste nicht vollständig abhaken kannst, bleibe noch eine Weile bei diesem Chakra und wiederhole die Übungspraxis so lange, bis du dich bereit für den nächsten Schritt fühlst.

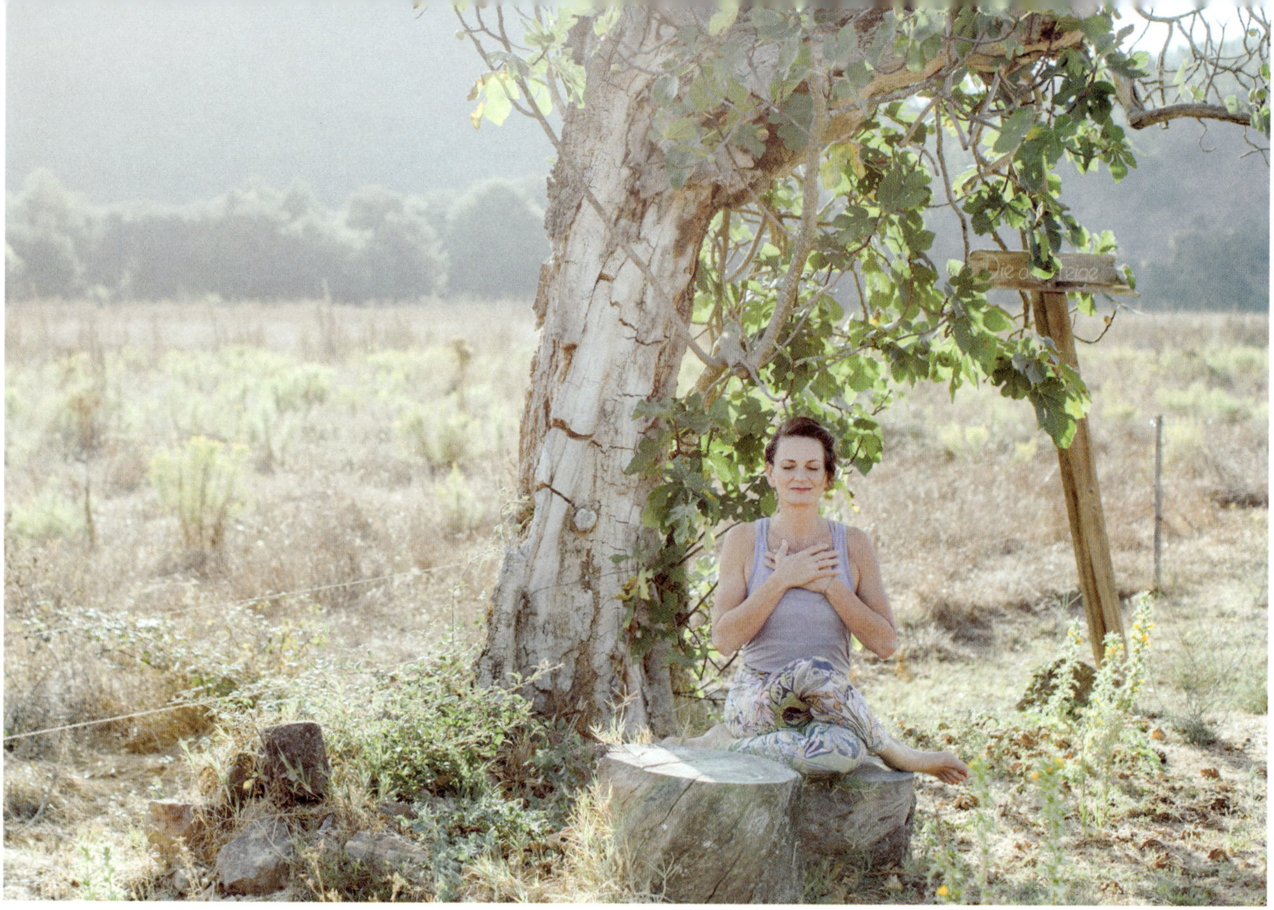

6. KAPITEL

DU BIST GELIEBT, GESEHEN UND SICHER.

Verbinde dich mit der Energie von Mutter Erde und gewinne Vertrauen in dein Vorhaben

VERORTUNG: WURZELCHAKRA

Du weißt nun, was du willst und wohin die Reise führen soll. Nun geht es darum, dass du den jetzigen Augenblick, so wie er ist, akzeptieren und wertschätzen lernst. Nur so kannst du, während du dich auf dein Ziel hin bewegst, eine richtig gute Zeit haben. Dies ist essenziell, damit du ein Magnet werden kannst, für das, was du dir wünschst. Dazu fokussieren wir unsere Yogapraxis auf das erste Chakra. Das unterste oder auch erste Energiezentrum, das sowohl mit dem Beckenboden, der Basis der Wirbelsäule, dem Perineum, als auch mit deinen Beinen und Füßen in Verbindung gebracht wird, nennt sich Wurzelchakra. Es repräsentiert den Moment unserer Yogapraxis, in dem wir unsere Intention in den Körper bringen, im Hier und Jetzt ankommen und uns mit Mutter Erde verbinden. Die Erde trägt uns, nährt uns und gibt Halt. Nur durch die Verbindung mit Mutter Erde kann aus unserem Vorhaben Realität werden. Die Pflanze unserer Manifestation kann dann wachsen und blühen, wenn ihre Wurzeln stark und sicher sind. Wurzeln müssen kraftvoll genug sein, um die Pflanze zu tragen, zu nähren und zu stabilisieren. Nur dann kann sie in ihrer Schönheit und Fülle erblühen. Wurzeln schenken Struktur und bilden das solide Fundament für unsere Manifestation. So entsteht das Vertrauen, das wir brauchen, um uns nach etwas Höherem zu strecken.

WERTSCHÄTZEN, WAS IST

> *»Your presence is your power. When you align with your true self, the Universe supports you fully.«*
>
> **GABRIELLE BERNSTEIN**[13]

Ich habe es schon angedeutet: Aus einem Mangelbewusstsein heraus lässt es sich nicht gut manifestieren. Wenn du mit dem identifiziert bist, was dir in deinem Leben fehlt, ist es sehr wahrscheinlich, dass du noch mehr davon anziehst. »Like attracts like.« Wie aber in Dankbarkeit schwelgen, wenn du dir doch für dein Leben etwas wünschst, was du bisher einfach nicht erreichen konntest?

Hier ist es zunächst wichtig, dass du dich an die Dinge in deinem Leben erinnerst, die dich zufrieden oder glücklich machen. Vieles nehmen wir als selbstverständlich hin, bis es uns genommen oder infrage gestellt wird. Es geht darum, Wertschätzung zu etablieren. Höchstwahrscheinlich hast du genug Lebensmittel im Kühlschrank, fließendes und sauberes Wasser zur Verfügung, es gibt Menschen in deinem Leben, die du liebst und die dich lieben, du lebst in einem Land, in dem Frieden herrscht, und du kannst frei deine Meinung äußern. Vielleicht hast du das Glück, an einem schönen Ort zu sein, Geräusche der Natur wahrzunehmen und das Spiel von Licht und Schatten beobachten zu können.

Was immer es ist, was dich dankbar und demütig macht, erlaube dir, es zu spüren. Halte dazu einen Moment inne und schließe die Augen. Verweile. Wenn du ein Gefühl von Dankbarkeit finden kannst, dann lass es durch deinen ganzen Körper strömen und reite die Welle. Lass dich von einer guten Sache zur nächsten tragen, bis du dich in Fülle wahrnimmst und in dem Gefühl von Dankbarkeit schwelgen kannst.

Diese simple Übung ist so kraftvoll. Noch wirkungsvoller ist es, wenn du ein Dankbarkeitstagebuch führst. Hier und jetzt, schreibe auf, wofür du dankbar bist und was du an deinem Leben wertschätzt. So kannst du es dir zur neuen und bestärkenden Gewohnheit machen, die Schönheit der kleinen Momente wahrzunehmen und die Fülle in deinem Leben zu registrieren.

Dankbarkeit wird dein neuer ständiger Begleiter. Verstehe mich nicht falsch, es geht nicht darum, bestehende Probleme in deinem Leben kleinzumachen. Es geht vielmehr darum, deinen Fokus auf etwas anderes zu richten. Der Shift geht weg von deiner Lebenssituation und den Geschichten, die du dir dazu immer aufs Neue erzählst, hin zum Leben selbst. Egal, wie viel du meditierst und an dir arbeitest, es wird immer Probleme und Dinge in deinem Leben geben, von denen du dir wünschen würdest, dass sie anders wären. Statt ständig rund um diese »Storys« zu kreisen, lenke deine Aufmerksamkeit in eine andere Richtung. Dorthin wird deine Energie fließen. Eine neue Realität entsteht. Sobald du lernst, dich von deinen »Storys« zu distanzieren und dich dem Leben selbst zuzuwenden, verändert sich deine Energie und somit dein ganzes Leben.

DAS UNIVERSUM STEHT HINTER DIR

Das Universum ist etwas, was sich bis in alle Ewigkeit kreativ entwickelt. Egal zu welcher Jahreszeit und an welchem Ort, du musst dich nur umschauen, um dies zu erkennen. Die Welt pulsiert vor kreativer Energie. Alles, was um dich herum existiert, ist durch diese Energie angetrieben und erschaffen. Je mehr du dich als Teil dieser unversiegbaren Quelle empfindest, umso besser wird deine Fähigkeit zur Co-Creation, zum gemeinschaftlichen Schöpfungsprozess.

Egal, was du kreierst, du hast es niemals alleine erschaffen. Im Gegenteil, du bist, wie alles um dich herum, in einen kosmischen Plan eingebunden. Ideen, Gedanken, Kunstwerke und Geschichten sind bereits um dich herum vorhanden. Je feiner deine Antennen sind, umso besser kannst du diese Energien wahrnehmen, aufnehmen, umsetzen und so einen großartigen Part in diesem endlosen schöpferischen Akt einnehmen.

Die meisten von uns denken, dass grandiose Ideen aus ihnen selbst entstehen würden und sie alleine dafür verantwortlich seien, diese umzusetzen. Das erschöpft uns und trennt uns vom großen Ganzen. Tatsächlich hat niemand jemals etwas ganz alleine erschaffen. Stell dir vor, du kochst ein Menü und du stehst dafür den gesamten Tag in der Küche. Sicher wäre der erste Impuls, zu sagen: »Schaut mal, das habe ich ganz alleine gemacht.« Doch stimmt das tatsächlich? Wohl kaum, wenn du bedenkst, dass schon Hunderte von Menschen Energie und Zeit investiert haben, damit die Zutaten überhaupt in deine Küche kommen konnten. Auch die Überlieferung der Rezepte ist altes Wissen, das sich ständig weiterentwickelt und das weitergegeben wird. So ist das von dir zubereitete Essen in Wahrheit die Kreation eines großen Netzwerkes, in dem sich im besten Fall jeder gegenseitig unterstützt und voneinander profitiert.

Das Universum möchte nichts anderes, als dich erwachen und aufblühen zu sehen. Je mehr ihr in der gleichen Frequenz schwingt, je mehr ihr matcht, umso leichter und beschwingter ist deine schöpferische Kraft. Stell dir deine Manifestation als eine Kooperation zwischen dir und dem Universum vor. In dem Moment, in dem du dich mit der Energie der Quelle vereinst und alle Vorbehalte gegenüber »göttlicher« Führung ablegst, kommst du in Kontakt mit deiner tiefen inneren Weisheit. In dir und um dich herum existiert Liebe, und diese Liebe unterstützt dich bei jedem Schritt. Damit du diese existenzielle Kraft wahrnehmen kannst, musst du einfach nur aus dem Weg gehen. Du musst mit all deinen Plänen, deiner Timeline und deinen Ängsten zur Seite treten, dann kann sich dein Weg vor dir entfalten. In diesem Moment fühlst du dich ruhig und unterstützt. Angst fällt von dir ab. Du weißt, dass du geliebt, gesehen und sicher bist.

WARUM DIE REGULATION DEINES NERVENSYSTEMS SO WICHTIG IST

Vielleicht hört sich das noch wie Zukunftsmusik an, weil du dich aktuell vom Leben überfordert fühlst, du unsicher bist und das Gefühl hast, gegenüber den äußeren Umständen machtlos zu sein. Vielleicht bist du gerade wenig resilient, gereizt und werfen dich die kleinsten Unvorhersehbarkeiten aus der Bahn. Diese Symptome deuten auf ein dysreguliertes, aus der Balance geratenes Nervensystem hin. Das Nervensystem spielt eine entscheidende Rolle bei der Kommunikation zwischen Körper und Gehirn. Es kontrolliert und reguliert viele unbewusste Körperfunktionen wie Atmung, Herzschlag und Verdauung. Über unser Nervensystem erfahren wir, ob wir uns in Sicherheit befinden oder ob eine potenzielle Gefahr droht. Wenn wir uns sicher fühlen, schaltet ein Teil unseres Nervensystems, der Parasympathikus, auf den Entspannungs- und Verdauungsmodus um. Bei einer wahrgenommenen Gefahr versetzt uns der andere Teil, der Sympathikus, in Alarmbereitschaft und steuert die Reaktionen »Fight/Kampf«, »Flight/Flucht«, »Freeze/Starre« oder »Fawn/Ohnmacht/Bambi-Effekt«. Diese Unterscheidungen haben ihren Ursprung in der Traumaforschung. Vermutlich sind diese vier Zustände jedem von uns bekannt. Höchstwahrscheinlich ist jedoch einer davon für dich am vertrautesten. Die einzelnen Reaktionen werden meist von den folgenden spezifischen Zuständen begleitet:

- **Fight:** frustriert/ärgerlich/agressiv/unterbrechend/laut/ungeduldig
- **Flight:** besorgt/panisch/vermeidend/in Eile/perfektionistisch/ruhelos
- **Freeze:** müde/vermeidend/dissoziiert/sich betäubend/emotionslos/starr/inaktiv
- **Fawn:** grenzenlos/Ja sagend/abhängig von der Meinung anderer/durchsetzungsschwach/zustimmend

Ein gesundes Nervensystem kann mühelos zwischen den verschiedenen Zuständen wechseln und findet immer wieder in die Balance. Es kann sich an die jeweilige Situation anpassen. Ein dysreguliertes Nervensystem hingegen bleibt in einem der Stress-Modi stecken und ist nicht mehr in der Lage, in den entspannten Modus zurückzukehren. In solchen Fällen ist es wahrscheinlich, dass wir aus alten Verletzungen und Nachahmungsmechanismen heraus reagieren anstatt aus neu gewonnenen Überzeugungen und einem hohen Selbstwertgefühl. Wenn unser Nervensystem dysreguliert ist, kann der Samen unserer Manifestation sich nicht mit der Erde verbinden. Daher ist es von großer Bedeutung, zunächst dein Nervensystem zu regulieren.

ME-YOGA-ÜBUNGSPRAXIS

Präsenz, Wertschätzung, das Gefühl, unterstützt und sicher zu sein, all dies macht somit den fruchtbaren Nährboden für deine Manifestation aus. Bildhaft gesprochen, haben wir in einem ersten Schritt erkannt, wie der Boden in unserem Garten beschaffen ist und was wir dort anpflanzen wollen. Nun lockern wir die Erde und pflanzen das Samenkorn ein. Durch die klare Deklaration deiner Werte trägt das Samenkorn bereits alle relevanten Informationen in sich. So bestimmt unsere Intention das Ergebnis.

Dein ME-YOGA-Zyklus beginnt mit Übungen für das erste Chakra. Diese Übungen unterstützen dich dabei, dein Nervensystem zu regulieren und dich präsent und sicher zu fühlen. Alle gewählten Übungen haben die Intention, dich im Körper ankommen zu lassen und Widerstände abzubauen gegen das, was ist. Die Arbeit mit dem ersten Chakra ist die Basis für den Weg, der vor dir liegt.

Ich empfehle dir, dich mindestens eine Woche lang auf diese erdende Praxis zu konzentrieren. Auch im weiteren Verlauf kannst du jederzeit hierher zurückkommen, wenn du dich dysreguliert fühlst oder du das Vertrauen in den Prozess verloren hast. Für viele von uns ist ein aus der Balance geratenes Nervensystem normal geworden. Wir verweilen in einer Art niedrigschwelligem Fight-, Flight- oder Fawn-Zustand und bemerken es gar nicht. Es ist wichtig, sich selbst kennenzulernen und die Anzeichen für ein dysreguliertes Nervensystem möglichst rasch wahrzunehmen. Bei mir macht es sich zum Beispiel als Erstes durch Schlafprobleme bemerkbar. Ich kann nachts nicht einschlafen und verheddere mich in Sorgen. Auch die Tendenz, alles kontrollieren zu wollen, und ein generelles Misstrauen den äußeren Umständen gegenüber sind für mich klare Hinweise darauf, dass mein Nervensystem »out of Balance« ist.

Im Gegensatz dazu ist die Energie, die ich empfinde, wenn ich an diesem Buch schreibe, zwar aufregend, aber auch entspannend. Ich spüre, dass ich das Richtige tue. Dies gibt meinem Leben mehr Tiefe, mehr gut schwingende Gedanken und Anbindung an den Flow des Universums. Tagtäglich spüre ich, wie wohltuend es ist, Dinge zu tun, die mich mit Sinn erfüllen. Natürlich gibt es auch jetzt Tage, an denen ich »out of Alignment« bin, an denen Angst und Sorge das Ruder übernehmen. Doch sobald ich es schaffe, mich von den negativen Gedanken zu separieren, kann ich beobachten, wie leicht meine niedrig schwingenden Gedanken Freude und Enthusiasmus in mir verdrängen können. Jeder Gedanke transportiert also Energie. Diese Energie bringt uns dem unterstützenden Flow des Universums näher oder entfernt uns davon. Wenn sich niedrig schwingende Gedanken in uns festsetzen, kann dies zu einem energetischen Momentum führen und sich in unserem Leben auf negative Weise manifestieren. Daher ist es essenziell, dass wir in der Lage sind, zu erkennen, dass nur ein Teil von uns mit unseren Gedanken identifiziert ist und dass es immer noch einen Teil in uns gibt, der dies beobachten kann und demnach nicht an diesen Gedanken anhaftet.

Weitere typische Anzeichen für ein nicht reguliertes Nervensystem sind ein niedriges Energielevel, mangelnder Antrieb und auch die Tendenz, Dinge, die erledigt werden müssen, zu verschieben. Wir orientieren uns an äußeren Zielen und vergessen dabei unsere Freude. Als Einzelkämpfer fühlen wir uns missverstanden und im Stich gelassen. Alles ist einfach anstrengend und frustrierend. Im Gegensatz dazu spürst du eine große Zuversicht, Wertschätzung und Entspannung, wenn dein Nervensystem in Balance ist.

Wie nun also aus der Dysbalance in die Balance finden? Wie aus Angst ins Vertrauen kommen?

ANKERSÄTZE

Besonders kraftvoll empfinde ich die Arbeit mit laut ausgesprochenen Ankersätzen, wenn es darum geht, mein Nervensystem zu regulieren und mich in eine neue Energie zu bringen. Hier ein paar Beispiele, mit denen ich arbeite:

- »Jetzt und hier ist alles in Ordnung.«
- »Alles passiert zu meinem Besten.«
- »Ich bin geliebt, gesehen und sicher.«
- »Ich bin in der Lage, meine Gedanken zu kontrollieren.«
- »Ich entscheide mich, nur noch Gedanken zu denken, die mir guttun und die mich mit meinem höheren Bewusstsein verbinden.«

> *»Be impeccable with your word. Speak with integrity. Say only what you mean. Avoid using the word to speak against yourself or to gossip about others. Use the power of your word in the direction of truth and love.«*
>
> **DON MIGUEL RUIZ**[14]

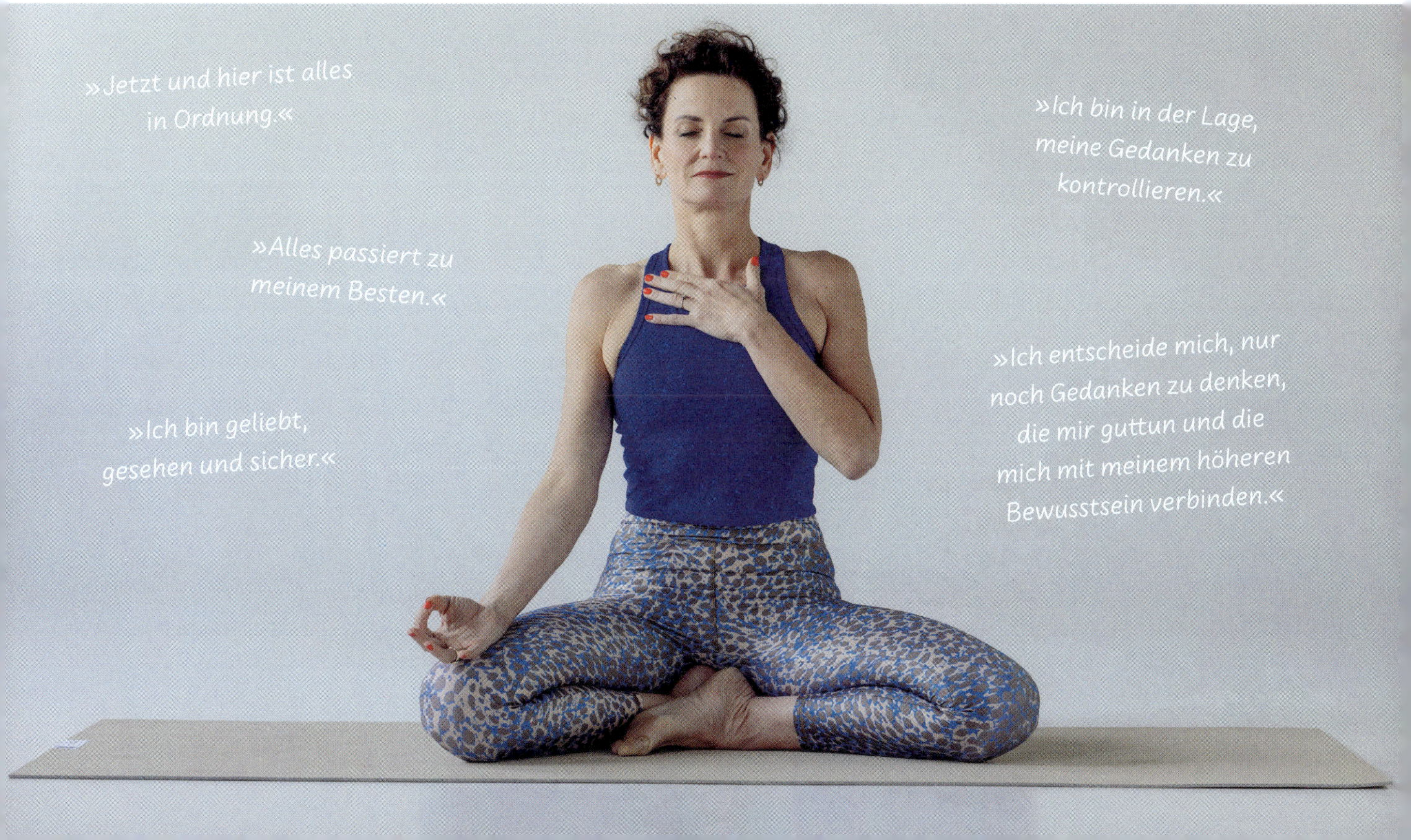

Diese Sätze kannst du jederzeit sprechen oder schreiben. Nimm dir Zeit, ihre Bedeutung zu fühlen. Vielleicht kommen dir währenddessen auch eigene Sätze, die einen positiven Impact auf dich haben, oder du liest oder hörst etwas, das mit dir schwingt.

Sprich deine Ankersätze auch unter der Dusche, beim Spazieren gehen oder am Anfang oder Ende deiner ME-YOGA-Praxis – es ist nie der falsche Moment dafür.

DER AUFRECHTE SITZ – DEINE VERBINDUNG ZUR ERDE

Deine ME-YOGA-Praxis startet im Sitzen. Dabei ist es tatsächlich wichtig, wie du sitzt. Dein Sitz sollte komfortabel sein und die Wirbelsäule aufrecht. Dies ist eine der wichtigsten Haltungen überhaupt, daher darfst du an deiner Basis alles ändern, was notwendig ist, damit du aufrecht sitzen kannst. Für längere Meditationen kannst du dich auch jederzeit auf einen Stuhl setzen. Wenn du einen guten Sitz gefunden hast, nimm Kontakt auf zu deinen Sitzknochen und deinem Perineum, dem Ort zwischen deinen Sitzknochen. Wie einen Stecker, den du in die Steckdose steckst, verbinde nun dein Perineum mit deiner Unterlage. Nutze deine Vorstellungskraft und lass vor deinem inneren Auge Wurzeln nach unten wachsen in die Erde. Komme so in direk-

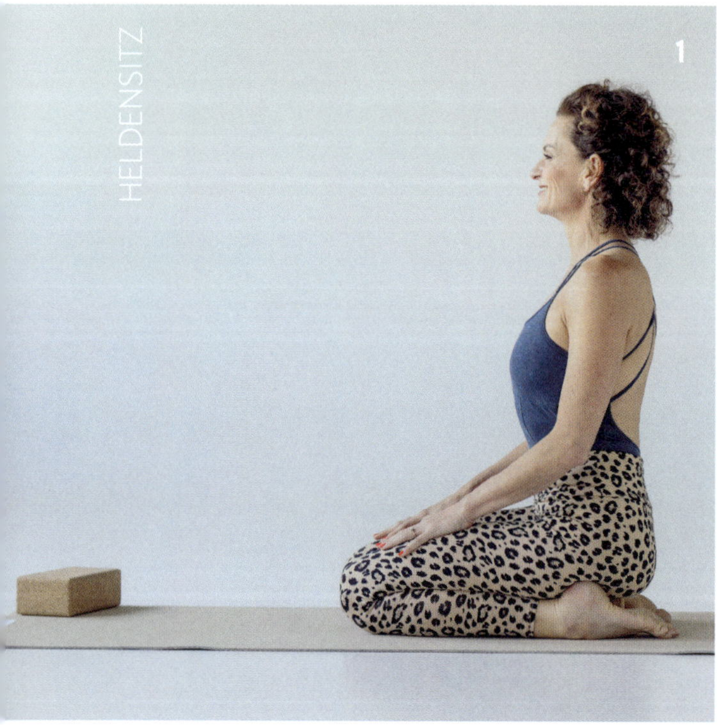

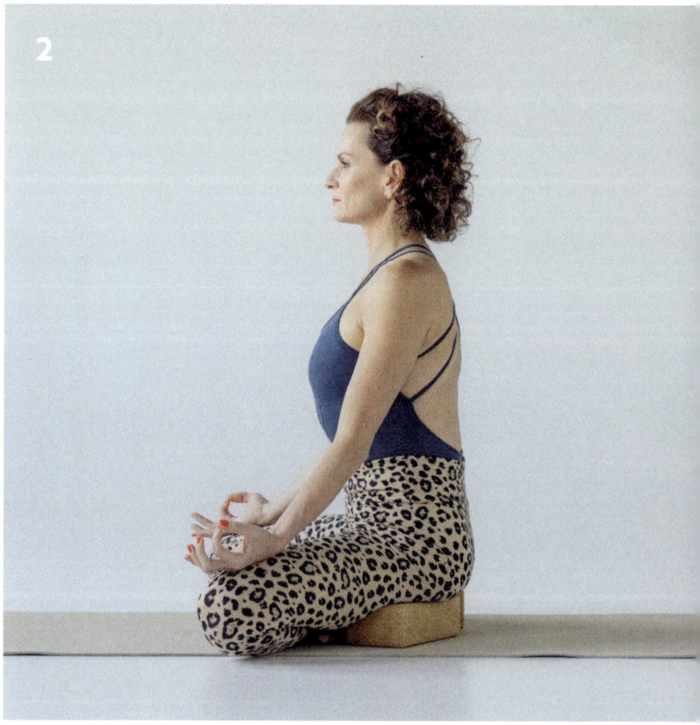

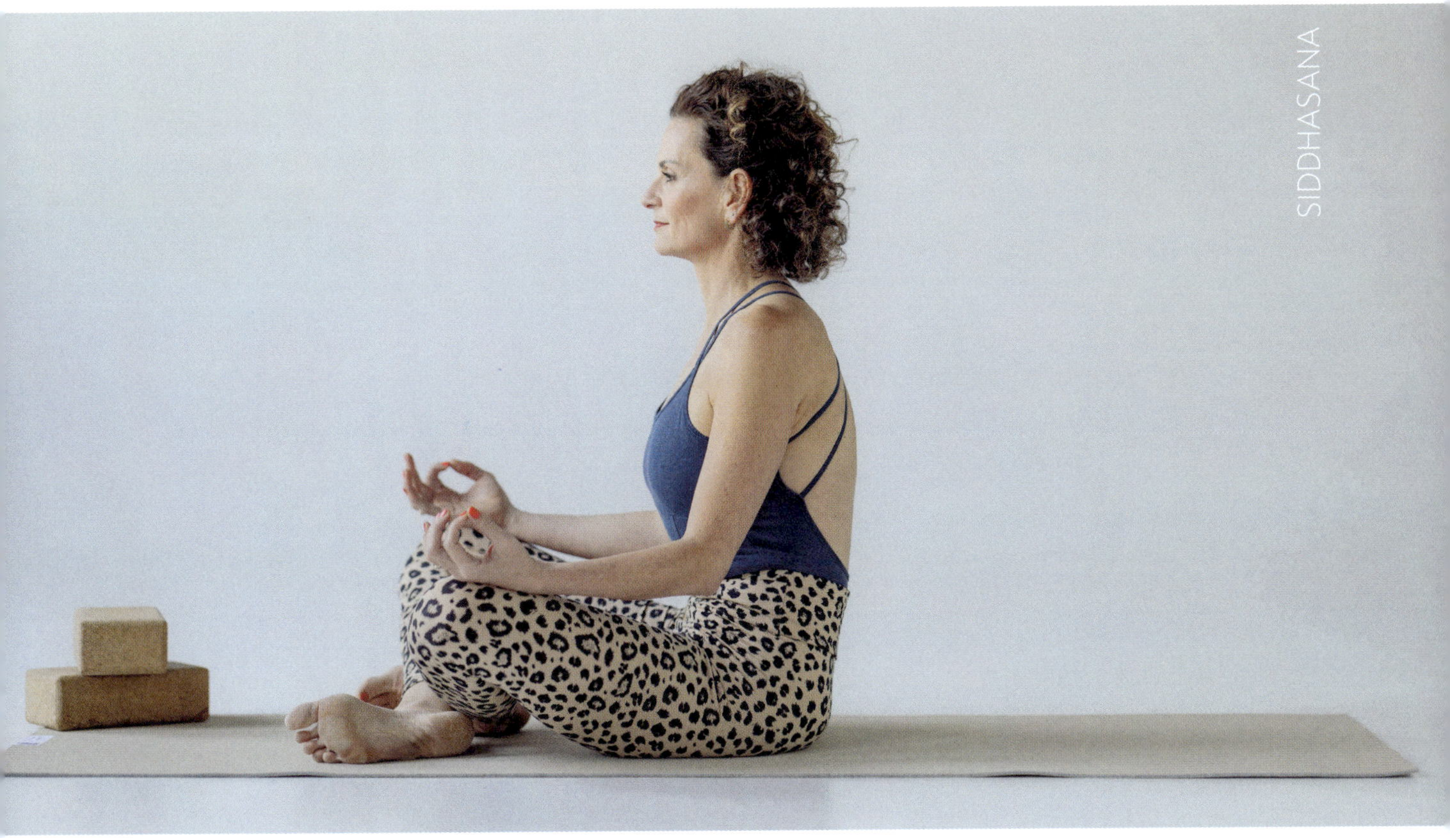

ten Kontakt zu Mutter Erde und spüre die wechselseitige Verbindung. Diese Wurzeln ragen tief und weit gefächert in das Erdreich hinein. Sie nähren und stabilisieren dich.

Du siehst hier zwei Beispiele für eine »gute« Sitzposition. Einmal den sogenannten Heldensitz **(1)**: Dabei sitzt du zwischen oder auf den Fersen. In dieser Haltung, in der die Oberschenkel sich natürlich in einer Innenrotation befinden, ist es viel leichter, den unteren Rücken aufzurichten. Leider mag nicht jedes Knie diese Haltung. In diesem Fall empfehle ich dir, dich höher zu setzen (dabei kommt der Block quer zwischen die Sitzknochen) und die Knie etwas weiter zu öffnen **(2)**.

Die zweite Möglichkeit ist ein einfacher Schneidersitz oder Siddhasana – dabei liegen die Füße voreinander. Was so einfach aussieht, ist es in der Realität leider nicht. Oftmals ist es in dieser Haltung schier unmöglich, den unteren Rücken aufzurichten.

Dies wiederum beeinträchtigt die gesamte Haltung. Der Kopf rutscht dann meist aus der Centerline (siehe unten), und der obere Rücken rundet sich. Alles andere als optimal für das, was wir vorhaben. Auch hier empfehle ich unbedingt ein Kissen oder einen Block unter dem Gesäß. Wenn das nicht reicht, nimm dir gerne einen Stuhl und verschiebe den Lotussitz auf dein nächstes Leben. 😉

Checkpoints zur äußeren und inneren Haltung

- Du bist in der Lage, dein Kreuzbein senkrecht aufzurichten. Der obere Bereich des Kreuzbeins schwingt sanft nach innen und läutet die Kurve des unteren Rückens ein.
- Du erfährst den Brustkorb mittig über dem Becken platziert. Die vorderen Rippen haben eine Verbindung zum Becken. So verhinderst du unnötige Spannung im Rücken und an deinem Zwerchfell.
- Deine Schultern schieben breit und entspannt nach außen, dabei sinken sie entspannt nach unten, weg von den Ohren.
- Mit deiner Zungenspitze kannst du einmal den Gaumen entlangfahren. Finde den Ort, an dem der Gaumen weich wird, und erhebe diesen weichen Teil des Gaumens nach oben. Ziehe den gesamten Kopf ganz leicht zurück, sodass er sich mittig über dem Brustkorb befindet.

Es klingt vielleicht unglaublich, aber die aufrechte Wirbelsäule ist die zentrale innere und äußere Haltung, durch die deine Manifestation in dein Leben treten kann. Wenn wir uns aufrichten, spüren wir sofort eine Veränderung in unserem inneren Zustand. Wir fühlen uns klarer, selbstbewusster und aufrichtiger. Die aufrechte Achse, die durch deinen Rumpf verläuft, hat im Yoga viele Namen: Sushumna Nadi, Sutra Atman, Axis Mundi, Centerline und viele mehr. Sushumna Nadi ist unsere Hauptenergieader, durch die idealerweise Energie ungehindert vom Basispunkt der Wirbelsäule bis hoch zum Scheitelpunkt des Kopfes und zurück fließt. Entlang dieses Energie-Highways sind alle Energiezentren angeordnet. Auch die Übersetzung des Begriffs »Sutra Atman« ist interessant. Atman repräsentiert unser höheres oder erleuchtetes Selbst, und Sutra bezieht sich auf die Anordnung, die Kette – also den Ort, an dem sich unser erleuchtetes Selbst, unsere Seele befindet. Daher sind die axiale Streckung und die Verbindung mit der eigenen Mitte essenziell, um Präsenz und Nähe zu sich selbst herzustellen. Es geht darum, dieses Zentrum einzunehmen und von dort aus zu navigieren. Breathwork und Meditation im ME YOGA finden größtenteils im Sitzen statt.

Um die Achse herum ist unser Rumpf wie ein Gefäß angeordnet. Der Zweck jedes Gefäßes liegt im leeren Raum im Inneren, der es ermöglicht, gefüllt und entleert zu werden. Zu Beginn der Praxis ist es wichtig, mit Leere zu beginnen, damit du Raum für die Dinge schaffst, die du hineinlegen möchtest. Damit ist nicht nur ein leerer Magen gemeint, obwohl das durchaus empfehlenswert ist. Vielmehr bezieht sich »empty before you begin« auf eine innere Grundhaltung des Nicht-Wissens. Unabhängig von deiner Yogaerfahrung öffne dich für die Idee des Nicht-Wissens. Wir alle tragen zahlreiche Gewohnheiten im Körper, vorgefasste Meinungen, Ansichten und Vorurteile, die unnötigen Raum einnehmen. Daher löse dich von der Vorstellung, dass es wichtig ist, ob du etwas magst oder nicht, bereits kennst oder nicht, weißt oder nicht weißt. Starte deine ME-YOGA-Praxis wie ein weißes Blatt und schreibe deine Geschichte neu. Je leerer du beginnst, desto mehr Raum steht zur Verfügung, damit Informationen ungehindert fließen können.

BREATHWORK »ATME ENTLANG DEINER WIRBELSÄULE«

- Plane für diese Übung drei bis fünf Minuten ein.
- Beginne nun entlang deiner Wirbelsäule zu atmen. Stell dir vor, dass deine Atmung der Erde entspringt und du diese Energie mühelos durch deine Wurzeln in die Energie deiner vertikalen Achse ziehst. Von dort fließt der Atem langsam nach oben, bis unter die Krone deines Kopfes und leicht darüber hinaus.
- Entspanne deine Kopfhaut. Atme langsam und vollständig aus, während du deine Aufmerksamkeit entlang deiner zentralen Achse im Körper nach unten und in den Raum unterhalb deines Körpers lenkst.
- Verweile einen Moment in der Leere.
- Mit jedem Einatmen wächst das Bild deiner Manifestation in dir heran, und mit jedem Ausatmen führst du es voller Vertrauen zurück zu Mutter Erde. Der Energiefluss nach oben entlang der Wirbelsäule steht für Ausdehnung, Abstraktion und Universalität. Er verbindet dich mit deinem Bewusstsein. Der Energiefluss

nach unten entlang der Wirbelsäule steht für Dichte, Individualität und Kontraktion. Er verankert dich mit deinem Körper.

→ Nimm dir einen Moment Zeit, um nachzuspüren.

DER VIERFUSSSTAND

Alle Übungen und Variationen im Vierfußstand sind ideal, um dich zu erden und deinen Körper aufzuwärmen. Sie sind meine erste Wahl für den körperlichen Start deiner ME-YOGA-Praxis. Du hast sowohl Hände, Knie, Füße und Schienbeine als Ankerpunkte zur Erde. Es ist mühelos möglich, hier einen stabilen Kontakt aufzubauen. Zudem ist dein Körper nah am Boden, was ein Gefühl von Sicherheit vermittelt. Unser Bauch und Herzraum sind der Erde zugewandt, was dieses Sicherheitsgefühl verstärkt. Wenn wir davon sprechen, uns zu »erden«, meinen wir nicht nur, dass die Hände und Füße den Boden berühren. Es ist vielmehr eine aktive Arbeit mit allem, was mit dem Boden in Verbindung steht. Es wird gezogen, gedrückt, geschraubt und gepresst. Diese »Bewegungen« sind sehr fein und optisch nicht sichtbar, da sich die Position von Händen und Füßen nicht verändert. Dennoch sind wir in der Lage, unsere Muskulatur präzise anzusteuern und die Qualität der Haltung zu verbessern. Die Fähigkeit, sich zu erden, beruht auf einem stabilen Kontakt zum Boden. Sie wurzelt in Empfindungen, Handlungen und der Dichte der Erde. Du bist optimal ausgerichtet, wenn deine Hände senkrecht unter den Schultern und die Knie senkrecht unter den Hüften sind.

ARCHETYP ASANA FÜR DAS ERSTE CHAKRA: ADHO MUKHA SVANASANA

Adho Mukha Svanasana oder »der herabschauende Hund« baut auf dem Vierfußstand auf. Er ist optimal, um dich zu erden, da auch in dieser Haltung Füße und Hände mit dem Boden verwurzelt werden. Zudem ist die gesamte Körpervorderseite nach unten ausgerichtet **(1)**. Mutter Erde ist demnach unser Fokuspunkt. Die aufgebaute Stabilität in den Schultern wird übernommen, während durch den entstehenden 60-Grad-Winkel Last von den Schultern genommen wird. Der Hund nutzt die Geometrie eines Dreiecks, welches das stabilste Vieleck darstellt.

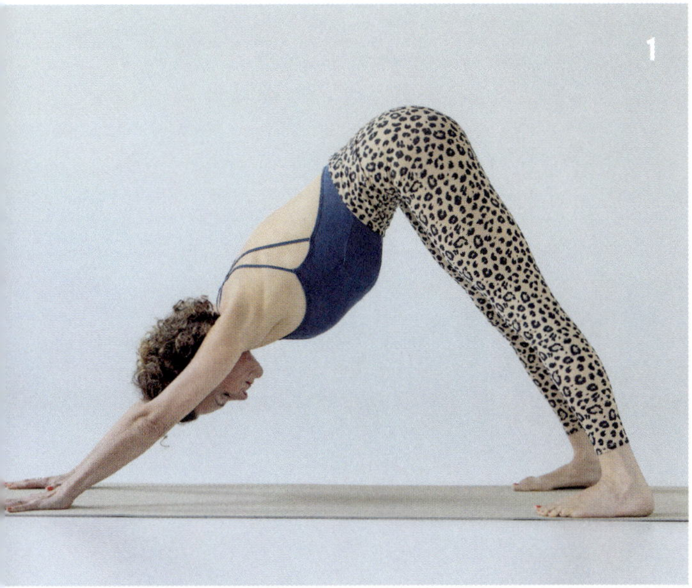

ADHO MUKHA SVANASANA

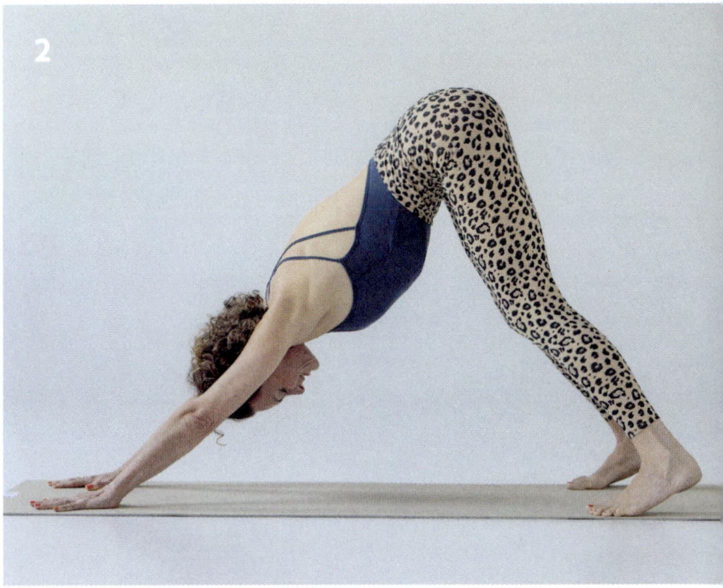

Der Hund ist zu Anfang einer regelmäßigen Yogapraxis oftmals sehr herausfordernd, wird aber über die Zeit müheloser.

- Um dich maximal unterstützt und sicher zu fühlen, praktiziere den herabschauenden Hund während der ersten Phase des ME-YOGA-Manifestationszyklus mit den Füßen mattenweit geöffnet **(2)**. Dieser zusätzliche Raum, der es dir erleichtert, dein Becken zu kippen, wird die Position für dich revolutionieren, versprochen.
- Du bist nun in der Lage, den unteren Rücken zu strecken und deine Kraft zurück in die Beine zu schieben und dich über die Fersen mit dem Erdelement zu verbinden.

Die Fersenknochen sind die am stärksten mit dem Wurzelchakra assoziierten Knochen. Diese Variation ist somit ideal für das Gefühl von Stabilität und Sicherheit.

Exkurs Alignment: Im Yoga ist von gutem Alignment die Rede – einer korrekten Ausrichtung in den Asanas. Doch was bedeutet das eigentlich und warum ist es wichtig?

Zunächst einmal ist jede Haltung so richtig, wie du sie praktizierst. Sie bietet dir Informationen über deine Muster und Gewohnheiten, die sich nicht nur in unserer Denkweise, sondern auch im Körper zeigen. Alles, was wir ständig und unbewusst tun, führt zu Abnutzung. Jeder Körperteil, der im Laufe der Zeit überbeansprucht oder unterbelastet wird oder auf eine ungesunde Weise genutzt wird, wird sich früher oder später bemerkbar machen. Yoga hat nach Definition die Kraft, destruktive Muster und Tendenzen zu erkennen und aufzulösen. Dies auf allen Ebenen des Seins: körperlich, mental und emotional. Unsere Yogamatte ist der Ort, an dem wir dies unmittelbar erfahren und umsetzen können.

Jede Haltung hat eine archetypische Form, an der wir unseren Körper ausrichten können. Da jeder Körper einzigartig ist, kann es erforderlich sein, Hilfsmittel zu verwenden, um sich diesen Archetypen anzunähern. Auch das Beugen von Gelenken wie den Knien ist erlaubt. Yoga findet nicht nur mit gestreckten Beinen statt. Betrachte die Asana von jetzt an als Formgebung, nicht als reine Dehnung. Im Fokus steht nicht die intensivste Erfahrung, sondern die bestmögliche Form. Es geht darum, dass die Energie optimal fließen kann und deine Struktur so ausgerichtet ist, dass keine Muskeln überbeansprucht werden, sondern der Körper maximal effizient arbeitet.

Im allgemeinen Verständnis des Yoga Asana geht es um Beweglichkeit und Stabilität, die durch Dehnung und Stärkung der Muskeln erreicht werden. Doch dies ist eher als Nebeneffekt zu betrachten. Vielmehr geht es um die Ausrichtung der Knochen und Gelenke. Es geht darum, Erkenntnisse zu gewinnen über unseren Körper und langfristig eine neue, bessere Ausrichtung und wahre Stabilität durch die Anordnung der Knochen zu finden und Raum in den Gelenken zu schaffen. Wir arbeiten an Knochendichte und einer internen Struktur, die uns optimal unterstützt, unabhängig von äußeren Umständen.

Zusammengefasst können wir sagen, dass wir Asanas üben, um Einblicke in unsere Muster zu erhalten. Diese Erkenntnisse gewinnen wir durch beständige

Praxis, Wiederholung und die verfeinerte Fähigkeit, Gewohnheiten zu erkennen und zu unserem Vorteil zu transformieren. So entsteht eine verbesserte Körperhaltung, unsere Muskulatur arbeitet effizienter, unsere Knochen sind so ausgerichtet, dass Abnutzungserscheinungen vermieden werden, und unsere Gelenke sind frei beweglich. Magie entsteht nun, wenn die verfeinerte Asana mit Atem und Fokus praktiziert wird. Alles wird ein harmonisches Ganzes. Das verstehe ich unter einem guten Alignment. Diese Erkenntnis steht in Einklang mit der vorangestellten Definition von Yoga: »Yoga ist das bewusste Auflösen aller destruktiver und einschränkender Tendenzen und Muster im eigenen Energiefeld.« Das eigene Energiefeld ist der Raum, den wir selbst beeinflussen können. Dieser beinhaltet mentale, emotionale, aber auch körperliche Gewohnheiten und Muster.

MEDITATION: »VERTRAUE DEM PROZESS«

Diese Meditation kannst du ganz gemütlich im Liegen üben. Alles unterstützt und trägt dich. Du kannst dir gerne diese Anleitung vor deiner Meditation durchlesen und sie aufsprechen, um dich dann von deiner Stimme führen zu lassen:

- Begib dich in eine entspannte Rückenlage. Du kannst dir dabei gerne eine Decke über den Körper legen und etwas unter den Kopf und die Kniekehlen. So bist du optimal ausgerichtet.
- Starte mit geöffneten Augen und sieh dich in dem Raum um, der dich umgibt. All dies ist deine Kreation und deine Wirklichkeit. All das hast du erschaffen. Finde etwas Schönes. Vielleicht eine Sache, mit der du eine schöne Erinnerung verbindest. Nimm die Schönheit wahr und das korrespondierende Gefühl in deinem Inneren. Kannst du die eigene Schönheit wahrnehmen, wenn du dich mit etwas Schönem im Außen verbindest?
- Schaue dann nach oben in Richtung deiner Stirn. Atme ein. Während du ausatmest, entspanne und schließe deine Augen. Nimm erneut Kontakt zu deinem Körper auf.
- Nenne drei Dinge, die du jetzt in dir wahrnimmst. Lass dich in die Empfindungen hineinfallen und beschreibe sie so konkret wie möglich.
- Spüre nun deine Atmung. Atme weich und sanft. Vertiefe die Ausatmung im Vergleich zur Einatmung. Bringe eine Hand zum Herzen und lege eine auf deinen

Bauch. Atme einige Male bewusst in deinen Körper. Entspanne. Visualisiere das Gesicht von jemandem, der dich liebt und auf den du dich jederzeit verlassen kannst. Gehe in die Verbindung und schaue dieser Person voller Vertrauen in die Augen. Verweile.

- Spüre, wie die Energie in deinem Körper sich nochmals verändert hat. Begib dich nun gedanklich an einen Ort, an dem du dich ganz sicher fühlst. Vielleicht ein Ort deiner Fantasie oder deiner Erinnerung. Male ihn dir so konkret aus wie möglich. Beobachte das kindliche Glücksgefühl, das sich ausbreitet, wenn du an diesem Ort bist. Spüre den direkten Kontakt zu Mutter Erde. Erlaube es deinem Körper, sich noch mehr zu entspannen. Der Boden unter dir ist wie eine wunderschöne Umarmung. Spüre die Kontaktpunkte zur Erde und gib dein Körpergewicht über deine Knochen ab. Lass im Speziellen deine Fersenknochen, dein Kreuzbein und den Schädelknochen schwer in deine Unterlage sinken. Spüre, wie liebevoll und sicher du gehalten bist.
- Nun gehe ins Vertrauen. Vertraue darauf, dass alles sich zu deinem Besten entwickelt und dass du jederzeit von der Quelle unterstützt bist. Je mehr du dich dem hingibst, was deine Seele sich wirklich wünscht, umso mehr Hilfe wirst du erfahren.
- Jede Manifestation ist eine Co-Creation. Das Universum unterstützt dich und trägt dich. Verweile in diesem Gefühl von Sicherheit und Wohlwollen. Je länger du diesen Zustand aufrechterhalten kannst, umso leichter wird deine Manifestation zu dir kommen.
- Komme zurück, wann immer es sich für dich richtig anfühlt.

JOURNALPROMPTS

- Was nährt und trägt dich in deinem Leben?
- Wofür bist du in deinem Leben dankbar?
- Wie äußert sich bei dir ein dysreguliertes Nervensystem?
- Was ist deine beste Methode, um wieder in Balance zu finden? Was schenkt dir Halt und Stabilität?
- Beschreibe deinen Safe Place, den Ort, an dem du dich ganz sicher fühlst.
- Wodurch fühlst du dich von der Quelle unterstützt?

Checkliste

Wenn du dieses Kapitel durchgearbeitet hast, solltest du:

- *den gegenwärtigen Moment akzeptieren, um eine positive Zeit auf dem Weg zu deinem Ziel zu erleben.*
- *die Bedeutung der Regulation deines Nervensystems erkannt haben, um Überforderung und Unsicherheit zu reduzieren sowie deine Fähigkeit zur Manifestation zu stärken.*
- *positive Ankersätze in deinen Alltag integriert haben, um dein Selbstwertgefühl zu stärken und die Regulation deines Nervensystems zu unterstützen.*
- *regelmäßig eine aufrechte Sitzhaltung eingenommen haben, um dich mit der Erde zu verbinden und die Energie zu spüren, die dich trägt.*
- *die Techniken zur Atmung entlang deiner Wirbelsäule geübt haben, um Wohlbefinden und Klarheit in deinem Körper zu fördern.*
- *die Haltungen im Vierfußstand und den herabschauenden Hund (Adho Mukha Svanasana) geübt haben, um Stabilität und Sicherheit in deiner Praxis zu erfahren.*
- *eine geführte Meditation in Rückenlage praktiziert haben, um dich mit dem Gefühl von Sicherheit und Liebe zu verbinden, das dich umgibt.*
- *über das nachgedacht haben, was dich im Leben nährt und trägt, und dir Fragen gestellt haben, die dich zur Reflexion und Selbstentdeckung anregen.*

Wenn du die Checkliste nicht vollständig abhaken kannst, bleibe noch eine Weile bei diesem Chakra und wiederhole die Übungspraxis so lange, bis du dich bereit für den nächsten Schritt fühlst.

7. KAPITEL

DU VERDIENST NUR DAS BESTE.

Steigere deinen Selbstwert und lass Freude zu deiner Begleiterin werden

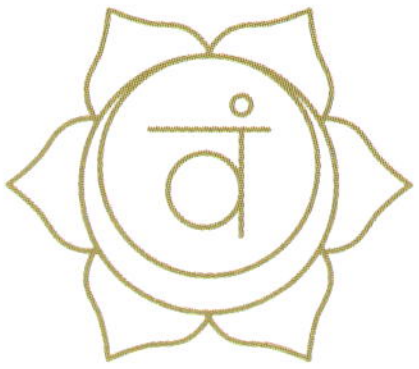

VERORTUNG: SWADHISTANA CHAKRA

> *»The sacral chakra is the center of creativity and pleasure. When you embrace your desires and passions, you enhance your ability to manifest.«*
>
> **ANODEA JUDITH**[15]

Das zweite Chakra ist im Becken angesiedelt und wird im Deutschen als Sakralchakra bezeichnet, da es sich vor dem Kreuzbein, dem sogenannten os sacrum, befindet. Das Kreuzbein ist maßgeblich dafür verantwortlich, dass wir uns aufrichten können. Immer wieder. Selbst in Phasen, in denen wir gerne eingerollt liegen bleiben würden wie ein Embryo, stehen wir wieder auf. Diese Aufrichtung wird auch durch die Verbindung zwischen dem ersten und dem zweiten Chakra deutlich. Zwei miteinander verbundene Zentren ergeben bereits eine Linie. Diese Linie von der Basis der Wirbelsäule bis zu dem Punkt zwei Fingerbreit unter dem Nabel ist das erste kleine Zeichen dafür, dass unsere Pflanze zu wachsen beginnt. Zwei miteinander verbundene Punkte stehen in Beziehung zueinander und geben eine Richtung vor. Daher geht es in diesem zweiten Schritt des ME-YOGA-Zyklus auch um Aufrichtung und Up-Leveling. Aufrichtung in dem Sinne, dass du dich groß machst und beginnst, deinen eigenen Wert zu erkennen und zu schätzen. Du erhebst dich in eine neue Energiefrequenz. So können erstmalig neue Dinge Einzug in dein Leben halten. Das zweite Chakra steht für jedwede Form von kreativen Beziehungen, es ist der Sitz unserer Lebensfreude, unserer Kreativität, unserer Leidenschaften und unserer sexuellen Energie.

Die Energie in Swadhisthana Chakra ist sehr potent, was Manifestation angeht, denn es steuert maßgeblich den Ausdruck und das Empfinden von Emotionen. Unsere Emotionen sind, wie du bereits weißt, Manifestationsbeschleuniger. Wenn wir uns von jemandem oder etwas angezogen fühlen, sind wir in der Lage, Berge zu versetzen. Ein klassisches Beispiel dafür ist das Erlernen einer neuen Sprache. Dafür sind mannigfaltige neue neuronale Verbindungen in unserem Gehirn nötig. Zwei Szenarien: Eine Person muss jobbedingt Spanisch lernen, hat aber kein persönliches Interesse daran. Die zweite Person hat sich in eine Spanierin oder einen Spanier verliebt und wird in einigen Monaten deren oder dessen Eltern kennenlernen, die kein Deutsch sprechen. Auch wenn beide Personen die gleichen Kurse besuchen und gleich viel Zeit in das Erlernen der spanischen Sprache stecken, wird Person zwei sehr viel schneller und leichter lernen, da die Antriebsfeder emotionaler Natur ist.

Daher darf es im ME YOGA auch um Emotionen gehen. Ein, wie ich finde, in der Vergangenheit oftmals vernachlässigtes Thema, das Gott sei Dank mehr und mehr Einzug nimmt in die Yogastudios dieser Welt. Denn im Yoga geht es nicht darum, sich besser zu fühlen, sondern darum, sich selbst besser fühlen zu können. Und das hat mit dem Wahrnehmen und Akzeptieren unserer Emotionen zu tun.

In Interviews werde ich oft gefragt, wie ich Yoga »abseits der Matte« lebe, also wie sich mein »yogisches Verhalten« in meinem Alltag zeigt. Früher hat mich diese Frage stark beschäftigt. Sie impliziert, dass es ein bestimmtes yogisches Verhalten gibt und dass es auch ein Verhalten gibt, das nicht yogisch ist. Im Allgemeinen wird yogisches Verhalten so definiert, dass man einen sehr disziplinierten und ethisch korrekten Lebensstil pflegt. Außenstehende denken vielleicht, der Tag eines Yogis bestehe aus einer mehrstündigen Yogaroutine, täglicher Meditation, einer allzeit gelassenen, akzeptierenden Haltung und darüber hinaus einem völlig klimaneutralen Lifestyle. Dieser äußere anspruchsvolle Blick auf einen Yogi kann sowohl eine Hürde für diejenigen sein, die neu mit Yoga beginnen wollen, als auch eine Last für diejenigen, die bereits Yoga praktizieren.

Lass uns dies also realistisch betrachten. Die meisten Menschen, die mit Yoga beginnen, wollen etwas in ihrem Leben verändern. Ein Yogi wird durch den Wunsch nach Veränderung definiert. Das bedeutet natürlich auch, dass er in dem Moment, in dem er mit einer regelmäßigen Yogapraxis beginnt, diese Attribute noch nicht verkörpert. Aber er strebt danach, dies zu tun. Alles, was wir uns von außen auferlegen, um einer bestimmten Gruppe anzugehören oder einer Norm zu entsprechen, wird nicht nachhaltig sein. Unser Unterbewusstsein übernimmt das Steuer, und wir fallen in alte Gewohnheiten zurück. Nur was in uns als neue Gewohnheit verwurzelt ist, hat Bestand. Im Laufe der Jahre konnte ich beobachten, wie immer mehr destruktive Verhaltensweisen von mir abfielen. Doch das machte mich nicht automatisch zu einer Heiligen. Hier und da schlage ich auch noch über die Stränge, feiere zu lange, schlafe zu wenig und werde wütend und ungerecht. Bin ich deshalb eine schlechtere Yogini? Nein, ganz sicher nicht. Dies alles gehört zu einem gesunden Prozess dazu. Zu rigide Grenzen sind ebenso Teil einer inneren Dysbalance wie das Fehlen von Grenzen.

Mein Ziel ist es, dir mit diesem Buch Yoga abseits der Matte nahezubringen. Und dazu gehört natürlich auch, dass sich unser Verhalten im Alltag verändert. Dabei ist es jedoch wichtig, dass unsere Veränderungen nicht durch ein äußeres Bild motiviert sind, sondern in einem neuen Selbstwert und Bewusstsein verwurzelt sind. Ein wichtiger Punkt: Kein Verhalten, das unserem eigenen Selbst gegenüber destruktiv ist, kann aus einem hohen Selbstwert entstehen. Würden wir jemandem, den wir wertschätzen, raten, zu rauchen, Schulden zu machen, sich auf Leid bringende Affären einzulassen oder dauerhaft zu viel und zu hart zu arbeiten? Nein, natürlich nicht. Ein hoher Selbstwert funktioniert wie ein guter Freund. Destruktive Muster und Tendenzen fallen von uns ab, weil wir auf natürliche Weise nur noch Dinge, Menschen und Verhaltensweisen akzeptieren, die uns guttun. In diesem Prozess wachsender Selbstakzeptanz und Wertschätzung entstehen neue, dienliche Verhaltensweisen ganz automatisch – völlig egal, ob sie als yogisch bezeichnet werden können oder nicht.

> *»Manifestation is really about expanding your self-worth. What you believe you deserve at a subconscious level is what you will attract into your life.«*
>
> **LACY PHILLIPS**[16]

DU ZIEHST NICHT AN, WAS DU WILLST – DU ZIEHST AN, WAS DU BIST

Unser Selbstwert variiert je nach Lebensbereich. Nur wenige Menschen sind sogenannte High Performer, also in allen Lebensbereichen erfolgreich. Auch dies hat mit unserer Kindheit, unseren Prägungen und den daraus resultierenden Glaubenssätzen zu tun. Mein Vater hat beispielsweise eine Art »Tellerwäscher-Karriere« manifestiert. Er hat es von wenig Geld zu einem gewissen Vermögen geschafft, und das ausschließlich aus eigenem Antrieb. Eigenschaften wie Disziplin, Verbindlichkeit und Mut sowie seine Fähigkeit zum Netzwerken haben ihn vorangebracht. Schon als kleines Mädchen konnte ich also beobachten, dass man seine Ziele erreichen kann, wenn man es wirklich will. Daraus ergab sich für mich die natürliche Schlussfolgerung, dass dies auch für mich möglich ist. So hatte ich den Mut, mich mit 26 Jahren selbstständig zu machen und ein eigenes Yogastudio zu eröffnen. Mein Vater war nicht lange zur Schule gegangen und hat eine Lese- und Rechtschreibschwäche. Ich selbst hatte damals noch keine abgeschlossene Yogalehrerausbildung und dennoch machte ich mich in dieser Branche selbstständig. Das, was uns in der Kindheit vorgelebt wird, hat enormen Einfluss auf uns. Mir war damals klar, dass die Ausbildung zur Yogalehrerin nicht die entscheidende Voraussetzung war, die ich brauchte, um ein Studio zu eröffnen – obwohl ich dies natürlich schnell nachgeholt habe. Ähnlich war es für meinen Vater nicht von grundlegender Bedeutung, dass er perfekt lesen oder schreiben konnte. Meine eigenen Kinder sind zwar gut in der Schule, aber auch hier spüre ich deutlich, dass in mir der Glaubenssatz verankert ist, dass schulische Bildung nicht ausschlaggebend für das weitere Leben ist. Deshalb bin ich in Bezug auf die Noten meiner Kinder sehr entspannt und fördere eher ihre Freude und Neugierde als ihre Leistungsbereitschaft. Glaubenssätze werden so von Generation zu Generation weitergegeben. Nur, was ist mit den Bereichen, in denen wir keine »guten« Vorbilder und Lebensmodelle beobachten konnten?

Besonders das Thema Liebesbeziehungen ist oft emotional aufgeladen. Diesbezüglich habe auch ich weniger gute Vorbilder und somit weniger funktionierende Verhaltensweisen, auf die ich zurückgreifen kann. Meine Eltern trennten sich, als ich zwölf war, und schon davor empfand ich ihre Beziehung als unharmonisch. Glücklicherweise verbrachte ich viel Zeit bei meinen Großeltern, die neben uns wohnten und bis an ihr Lebensende eine liebevolle Ehe führten. Dennoch bin ich in diesem Lebensbereich unsicherer. Er ist für mich emotional herausfordernd und mit vielen alten Wunden versehen. Daher habe ich über Jahre hinweg Partner gewählt, die diese Verletzungen getriggert haben, damit sie heilen durften. Das Leben ist unglaublich intelligent und schenkt dir immer das, was du für deine Weiterentwicklung gerade brauchst. Wenn du dir darüber bewusst wirst, in welchen Lebensbereichen du am wenigsten »erfolgreich« bist oder wo die Realität am weitesten von deinen Wünschen und Sehnsüchten abweicht, erkennst du, wo das größte Wachstumspotenzial vorhanden ist und Heilung stattfinden will.

Auch wenn dieser Weg erst einmal unbequem erscheint, liegt hier deine größte Chance auf Veränderung. Mittlerweile betrachte ich solche Situationen ganz sportlich. Natürlich gerate auch ich hin und wieder in ein Drama. Aber das dauert mittlerweile nicht mehr lange. Schon bald erkenne ich, was sich hinter dem Schleier verbirgt, und freue mich darauf, tiefer zu schauen. Woher kommt die emotionale Ladung? Was genau hat mich getriggert? Welcher alte Schmerz möchte wahrgenommen werden? Auf diese Weise werden alltägliche Herausforderungen mehr und mehr zu einer spannenden Erfahrung statt zu einer Last, und ich bin in der Lage, meinen Selbstwert mehr und mehr anzuheben.

Jetzt lass uns anschauen, in welchen Lebensbereichen dein Selbstwert noch einen Push vertragen kann. Bewerte auf einer Skala von 1 bis 10, auf welchem Level du dich in jedem Bereich gerade befindest: 1 steht für miserabel und 10 für wunderbar. Diese einfache Skala gibt dir bereits eine klare Übersicht darüber, wo Raum für Wachstum besteht bzw. in welchen Bereichen du dich weiterentwickeln möchtest.

Beachte dabei, ob manche Situationen eher kurz- oder mittelfristiger Natur sind, weil du dich gerade in einer Übergangssituation befindest, in der der nächste neue Schritt erst Gestalt annehmen muss. Unsicherheiten und gelegentlicher Frust gehören in diesem Stadium oftmals dazu. Wenn allerdings bestimmte Lebensbereiche schon länger oder dauerhaft ein schwieriges Thema darstellen, deutet das recht klar auf tiefer liegende Blockaden hin und ist somit für deinen Entwicklungsweg von größerem Interesse.

All das werden wir uns anschauen. Für diesen Moment reicht es, einfach zu betrachten, wo du gerade stehst und in welchen Lebensbereichen du ein stärkeres Gefühl von Sicherheit und Selbstbewusstsein hast als in anderen.

JOURNALING: MEIN AKTUELLER STAND

	1	2	3	4	5	6	7	8	9	10
Mein Körper/mein Wohlgefühl:										
Mein Wohlstand/ meine finanzielle Situation:										
Meine Freunde/ mein Bekanntenkreis:										
Meine Familie:										
Meine Liebe/Sexualität/ Partnerschaft:										
Mein Zuhause/meine täglichen Aufgaben/mein Alltag:										
Mein spirituelles Wachstum/ meine spirituelle Praxis:										
Meine Arbeit/Karriere:										

Wie verhält sich dein Ergebnis in Hinblick auf deine Manifestation und deinen authentischen Code? Kannst du eine Verbindung herstellen? Notiere in deinem Notizbuch all deine Gedanken dazu.

FREUDE, DEINE NEUE WEGBEGLEITERIN

Der Grund, warum wir bestimmte Dinge wollen, liegt darin, dass wir glauben, dass wir glücklich sein werden, wenn wir sie erreicht haben. Doch wenn wir uns nicht schon auf dem Weg dorthin gut fühlen, werden wir nicht ans Ziel kommen. Es ist entscheidend, Freude am gegenwärtigen Moment zu empfinden, während wir zugleich nach etwas Größerem streben. Es geht darum, nicht nur zufrieden zu sein mit dem, was ist, sondern Freude zu etablieren und die Fähigkeit zu entwickeln, negative Gedanken in positive umzuwandeln. Eine Kernbotschaft des Yoga besagt, dass Freude unseren natürlichen Zustand darstellt und es unsere Aufgabe ist, in diesem Leben zunehmend zu dieser Freude zurückzufinden. Oftmals verbittern Menschen im Laufe ihres Lebens, da sie nicht die richtigen Mittel haben, um mit den Widrigkeiten des Lebens umzugehen oder keine Bedeutung und Freude in ihrer Existenz sehen können.

Freude ist jedoch entscheidend für den Manifestationsprozess. Sobald du dich für Freude öffnest, verändert sich die Energie um deine Manifestation herum; Türen öffnen sich ganz von selbst, und es liegt an dir, hindurchzugehen. Doch wie gehen wir mit unseren Gedanken um, solange wir unsere negativen Muster noch nicht durchbrochen haben? Das alles braucht ja seine Zeit, und vielleicht wünschst du dir eine Methode, die schnell und am besten jetzt gleich funktioniert? Die Grundpraxis besteht darin, den nächsten positiven Gedanken zu finden, um dich schrittweise der Freude anzunähern und damit auch dein Selbstwertgefühl allmählich zu stärken.

Beispielsweise ist es mein Ziel, durch ME YOGA das Leben vieler Menschen positiv zu beeinflussen und sie auf ihrem Kurs in Richtung Traumleben bestmöglich zu unterstützen. Dieses Ziel habe ich immer wieder visualisiert und sehe einen klaren Weg vor mir. Dennoch gibt es Momente, in denen ich mich klein fühle und von alten Gedanken sowie negativen Emotionen überwältigt werde. Sobald ich dies bemerke, suche ich den naheliegendsten positiven Gedanken, irgendetwas, das sofort greifbar ist. Ich erinnere mich zum Beispiel an positive Erfahrungen aus meiner Vergangenheit, wie die wunderbaren Transformationen, die ich in den letzten zwanzig Jahren bei meinen Schülern beobachten konnte. Warum sollte es jetzt nicht genauso sein? Schon spüre ich, wie meine innere Ruhe zurückkehrt. Anstatt die negativen Gedanken zu nähren, lenke ich meine Aufmerksamkeit bewusst auf das Gegenteil. Auch diesen Tipp finden wir bereits in den Yoga Sutren: »Wenn negative Gedanken oder Emotionen aufkommen, besinne dich auf das Gegenteil« (Yoga Sutra 2.33). Patanjali hat also bereits damals betont, wie wichtig es ist, den Geist bewusst zu lenken, um negative oder destruktive Muster zu brechen. Diese Methode ist eine wunderbare, schnelle Lösung und kann jederzeit angewendet werden.

Nun geht es in diesem Buch um Yoga und Manifestation. Bei Letzterem möchten wir einen angestrebten Zustand in der Zukunft erreichen. Im Yoga liegt der Schwerpunkt jedoch darauf, im jetzigen Moment zu leben. Wie passt das zusammen?

Letztendlich gibt es nur das Jetzt. Alles andere ist eine Illusion, die uns hilft, uns in Raum und Zeit zu orientieren, die jedoch auch Ursache vieler Probleme sein kann. Daher ist es so bedeutsam, dass wir die Gegenwart in all ihrer Fülle und Schönheit genießen, während wir uns unseren Zielen annähern. Ein Ziel markiert niemals den Endpunkt; in der Gegenwart ist alles möglich. Yoga dient also nicht dazu, in der Zukunft entspannt, erleuchtet oder glücklich zu sein – all das ist bereits in diesem Augenblick möglich. Diese Verschiebung der Denkweise ist wichtig für deinen Prozess. Egal, wie ambitioniert deine Ziele und Pläne sind, verpasse niemals das Jetzt! Genau jetzt und hier kann der Moment sein, in dem deine Manifestation in dein Leben tritt.

ME-YOGA-ÜBUNGSPRAXIS

Nun geht es darum, dich mit deinem Zentrum für Kreativität und Freude zu verbinden. Achte darauf, dass du dich während des Praktizierens rundum wohlfühlst. Erfreue dich an der schlichten Tatsache, dass du mit deinem Körper Yoga praktizieren kannst, und übe so, wie du es deinem besten Freund/deiner besten Freundin empfehlen würdest.

ANKERSÄTZE

- Ich wähle Freude als meine neue Wegbegleiterin.
- Ich glaube daran, dass ich es wert bin, mich gut zu fühlen.
- Ich bin es wert, mich gut zu fühlen.
- Wenn ich Freude in mein Tun bringe, kommt der Erfolg von ganz alleine.
- Ich habe alles verdient, was ich mir wünsche.

BREATHWORK »DER OZEANISCHE ATEM IN BEWEGUNG«

Bei dieser Atemarbeit nimmst du nach und nach den ganzen Körper hinzu.

- Beginne zunächst im Stehen oder Sitzen, deinen Atem sanft zu vertiefen, so wie du es in den letzten Tagen geübt hast.
- Atme nun durch den offenen Mund aus und erzeuge dabei ein sanftes, rauschendes Geräusch im hinteren Gaumen. Dies ähnelt dem Klang, den du hörst, wenn du ein Ohr an eine große Muschel hältst.
- Übe diese Technik im nächsten Schritt mit geschlossenen, aber entspannten Lippen. Wenn du an Sicherheit gewinnst, atme sowohl ein als auch aus, begleitet von diesem sanften Geräusch. Diese Atmung wird auch als der ozeanische Atem bezeichnet, weil das Geräusch an die Brandung des Meeres erinnert und eine beruhigende sowie stimulierende Wirkung entfaltet.
- Nun begib dich in einen hüftbreiten Stand, beuge die Knie und stütze dich mit den Händen auf den Oberschenkeln ab **(1)**.

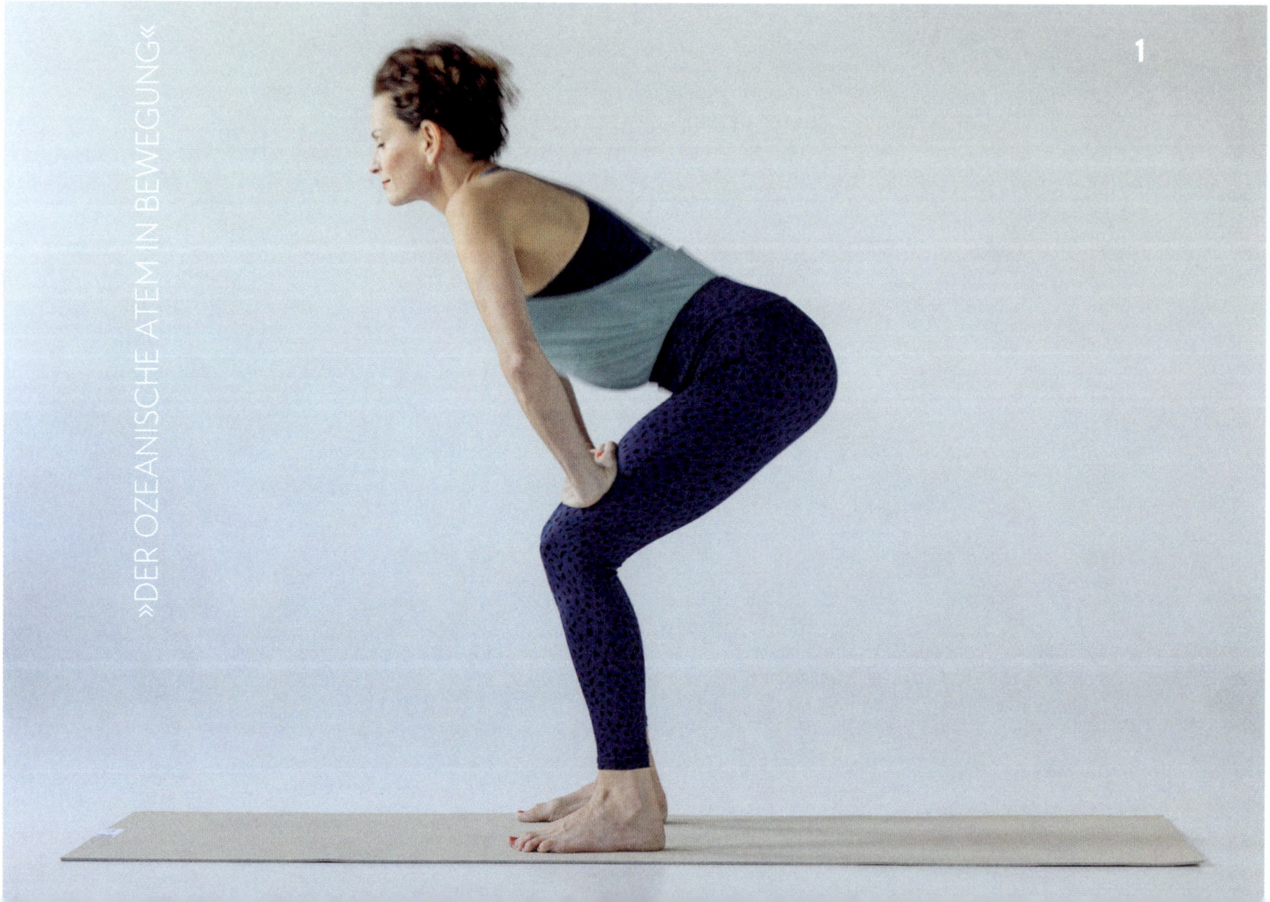

- Beginne mit einer Einatmung, deine Wirbelsäule zu strecken **(2)**, und runde sie ausatmend **(3)**. Die Atmung initiiert dabei die Bewegung, d.h. sie setzt kurz vor der Bewegung ein. Die gesamte Bewegung erstreckt sich über die Länge der Atmung und ist abgeschlossen, kurz bevor die Ausatmung beendet ist.
- Nach einigen Durchgängen verfeinere nun deine Bewegung. Ziehe während des Einatmens die Hände Richtung Becken, während du den Rücken streckst.
- Beim Ausatmen schiebe die Hände senkrecht in die Oberschenkel und magnetisiere die Knie energetisch zueinander. Spüre den Unterschied in der Qualität der Bewegung. Auf diese Weise kannst du deinen Rücken besser strecken und kraftvoller runden. Zudem integrierst du die unterstützende Muskulatur deines Beckenbodens, während du die Innenseiten deiner Oberschenkelmuskulatur anspannst, indem du die Knie zueinander ziehst. Dies weckt schlafende Lebensenergie im Beckenbereich und fördert den Energiefluss nach oben in Richtung des Herzraums.

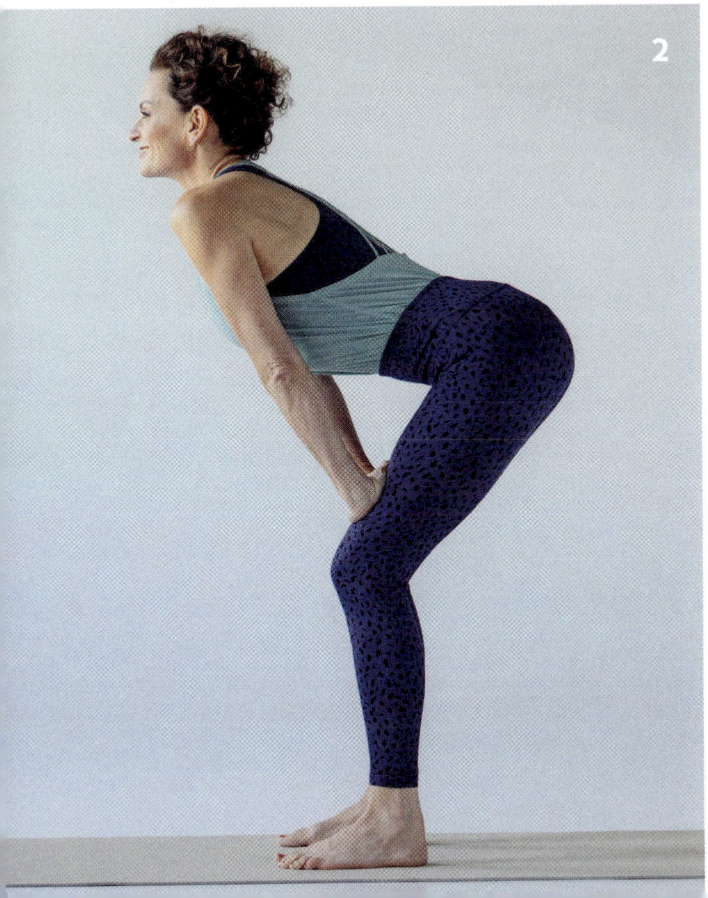
2

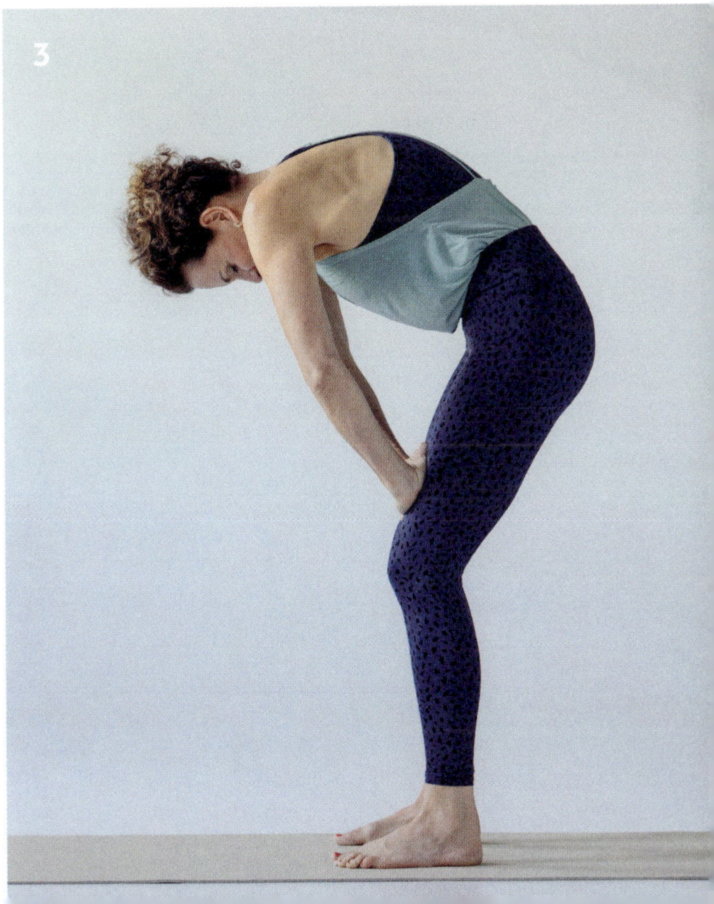
3

→ Wiederhole diese stehende Version von Katze-Kuh achtmal und setze dich dann aufrecht auf deine Fersen. Spüre dem Echo der Bewegung in dir nach.

Im zweiten Chakra dominiert das Element Wasser, und es geht darum, sich mit allem im Körper zu verbinden, was fließt und in Bewegung ist. Diese Atemtechnik hilft dir, Atem und Bewegung zu synchronisieren und in den für Vinyasa Yoga typischen sogenannten Flow zu gelangen. Dieser Flow zeichnet sich durch Gleichmäßigkeit und Rhythmus aus und unterstützt dich dabei, deine Manifestation in Bewegung zu setzen.

Die ozeanische Atmung durchbricht nicht nur energetische Blockaden, indem sie den Fluss von Prana im Körper anregt und harmonisiert, sondern schafft auch eine innere Verbindung zum natürlichen Rhythmus des Lebens. Durch die Synchronisation von Atem und Bewegung wird auch die Verbindung zu deinen Zielsetzungen und Manifestationen gestärkt.

ARCHETYP ASANA FÜR DAS ZWEITE CHAKRA: UTKATA KONASANA

Utkata Konasana, »die Göttin in dir«, strahlt unbändige Kraft, Selbstwert und willensstarke Klarheit aus. In dieser Haltung lädst du deine Energiespeicher in rasanter Geschwindigkeit auf. Durch das weit geöffnete Becken wird das zweite Chakra aktiviert, und das Wasserelement im Körper kann zu fließen beginnen.

Die Göttin-Haltung verbindet dich mit deiner urweiblichsten Energie (wir alle besitzen sowohl männliche als auch weibliche Energie), öffnet die Tore deiner Kreativität und stärkt dein Selbstbewusstsein. Nichts kann dich aufhalten, und du bist für alles, was du dir wünschst, wertig genug. Utkata Konasana fühlt sich kraftvoll und unverfälscht an.

→ Starte in einer weiten Grätsche und setze dann die Fersen nach innen, sodass Füße und Knie ca. 45 Grad nach außen zeigen. Der Grad der Öffnung hängt von der Beweglichkeit deines Beckens ab. Beuge die Knie, so tief es dir möglich ist, und spüre die Aktivität in der Bein- und Gesäßmuskulatur.

- Schiebe nun die Fersen durch den Boden aufeinander zu und nach vorne. Dies ist eine nicht sichtbare, sehr subtile und sanfte Bewegung. So aktivierst du deinen Beckenboden, und Prana wird mühelos nach oben transportiert. Dies wiederum beschleunigt deine Manifestation. Bewege die Arme verspielt. Du kannst dir vorstellen, wie du deine Manifestation in einer deiner Hände trägst und du sie begeistert anschaust.
- Halte diese Position 30 bis 60 Sekunden.

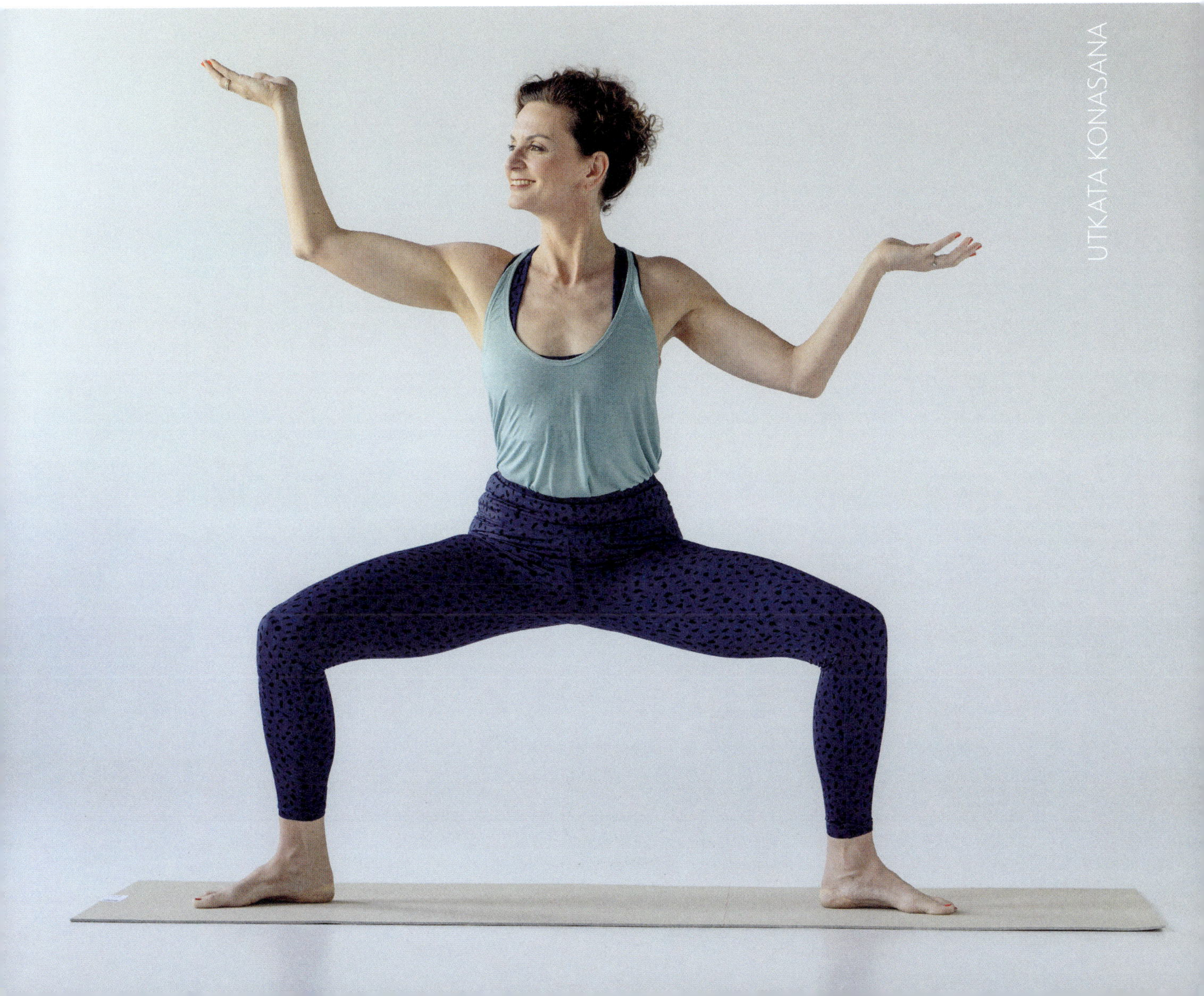

MEDITATION: »DU BIST WERTVOLL«

Für diese Position benötigst du ein Yogabolster oder eine dicke, gerollte Decke. Stecke das Hilfsmittel unter deine Kniekehlen und lege dich dann auf den Rücken.

- Die Beine sind angewinkelt, deine Knie fallen nach außen und die Fußsohlen berühren sich. Im Sanskrit nennt sich diese Haltung Supta Baddha Konasana, die entspannte, gebundene Winkelhaltung. Für mich ist es die genussvolle Göttinnen-Position, sozusagen das liegende Äquivalent zur vorhergegangenen stehenden Haltung.
- Wenn du die richtige Position eingenommen hast, schließe die Augen. Lass deinen Atem immer langsamer werden und finde deinen Weg in den aktuellen Moment. Spüre in deinen Körper hinein und nimm wahr, wo du Spannungen festhältst.

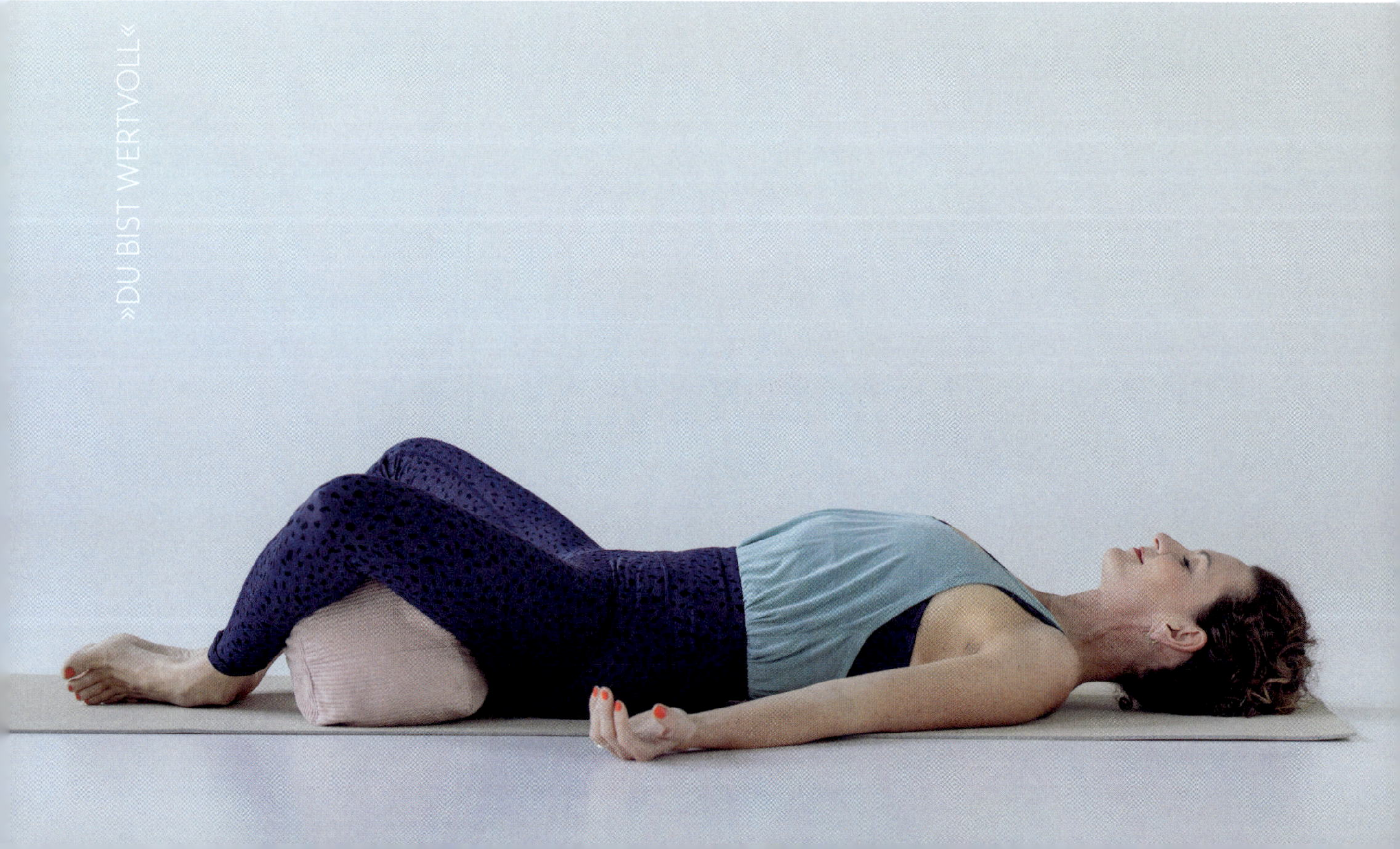

- Erlaube deinen Muskeln loszulassen und schmelze die Anspannung in den Boden unter dir. Nimm dann den Raum um dich herum wahr. Nutze deine Sinne, um Geräusche, Gerüche und die Temperatur um dich herum zu erleben. Keine Wertung – einfach nur wahrnehmen.
- Spüre in dein Energiefeld. Hältst du dich an Situationen oder Menschen fest, die nichts mit dem Hier und Jetzt zu tun haben? Lass los und erlaube deinem Energiefeld, nur mit deiner eigenen Energie gefüllt zu sein.
- Atme tief ein und richte deinen inneren Blick nach oben, unter deine Augenbrauen. Atme aus, entspanne deine Augen und lass deinen Fokus in den Herzraum hinter deinem Brustbein sinken. Von dort aus schaue in die Welt und lass vor deinem inneren Auge deinen sicheren Ort (siehe Seite 98) entstehen. Nimm alles um dich herum genau wahr und beobachte, wie gut du dich dabei fühlst.
- Wandere nun in deiner Vorstellung auf eine sanfte Anhöhe und sieh dich wie ein Blatt im Wind sanft nach unten segeln. Du bist dabei vollkommen sicher und gehalten. Fokussiere dich nun auf deine Manifestation – das, was du in dein Leben bringen möchtest.
- Spüre in dich hinein. Fühlst du dich wertvoll genug, um dies zu empfangen? Glaubst du tief in deinem Inneren, dass du es verdient hast, deine Manifestation zu leben?
- Kommt dir eine alte Erinnerung in den Sinn, die möglicherweise der Grund dafür ist, dass du dich nicht vollständig wertig fühlst? Wenn ja, schreibe die Situation um. Was hättest du damals gebraucht, um dich wertig zu fühlen? Welche Worte, Gesten oder Handlungen hättest du gebraucht? Schenke dir all das jetzt!
- Sprich aus deinem erwachsenen Selbst zu deinem inneren Kind oder lass deine wichtigsten Bezugspersonen diesen Teil übernehmen. Genieße, was du hörst, und programmiere die Situation in deinem Inneren um. Spüre die Auswirkungen auf deinen Körper. Was fühlst du?
- Stell dir nun einen wunderschönen, warmen Wasserfall vor. Stell dich unter dieses reinigende Wasser und wasche alle letzten Zweifel von dir ab. Fühle den Moment, in dem du dich wertvoll genug für deine Manifestation fühlst, und komme langsam und in deinem Tempo aus der Meditation zurück.

Checkliste

Nachdem du mit diesem Kapitel gearbeitet hast, hast du:

- deinen Selbstwert gesteigert und die Freude als ständige Begleiterin in deinem Leben begrüßt.
- verstanden, dass das Sakralchakra eine Schlüsselrolle für deine Kreativität, Lebensfreude und emotionale Ausdruckskraft spielt.
- erkannt, dass deine Emotionen als Beschleuniger für Manifestation wirken und dass deine Antriebskraft oft emotionaler Natur ist.
- die Bedeutung wahrgenommen, Gefühle zu akzeptieren, anstatt sie zu unterdrücken.
- auf die verschiedenen Lebensbereiche geblickt, um festzustellen, wo dein Selbstwert weiter gesteigert werden kann, und eine Bewertung (von 1 bis 10) vorgenommen.
- die Wichtigkeit erkannt, negative Gedanken in positive umzuwandeln, um deine Energie zu erhöhen.
- dich mit der »ozeanischen Atemtechnik« in den Fluss des Lebens gebracht.
- mithilfe von Utkata Konasana deine Energiespeicher aufgeladen und deine weibliche Kraft aktiviert.
- mithilfe der Wertigkeits-Meditation Spannungen abgebaut, dein Energiefeld geklärt und alte Erinnerungen umprogrammiert, die deinem Selbstwert im Weg standen.

Wenn du die Checkliste nicht vollständig abhaken kannst, bleibe noch eine Weile bei diesem Chakra und wiederhole die ME-YOGA-Praxis so lange, bis du dich bereit für den nächsten Schritt fühlst.

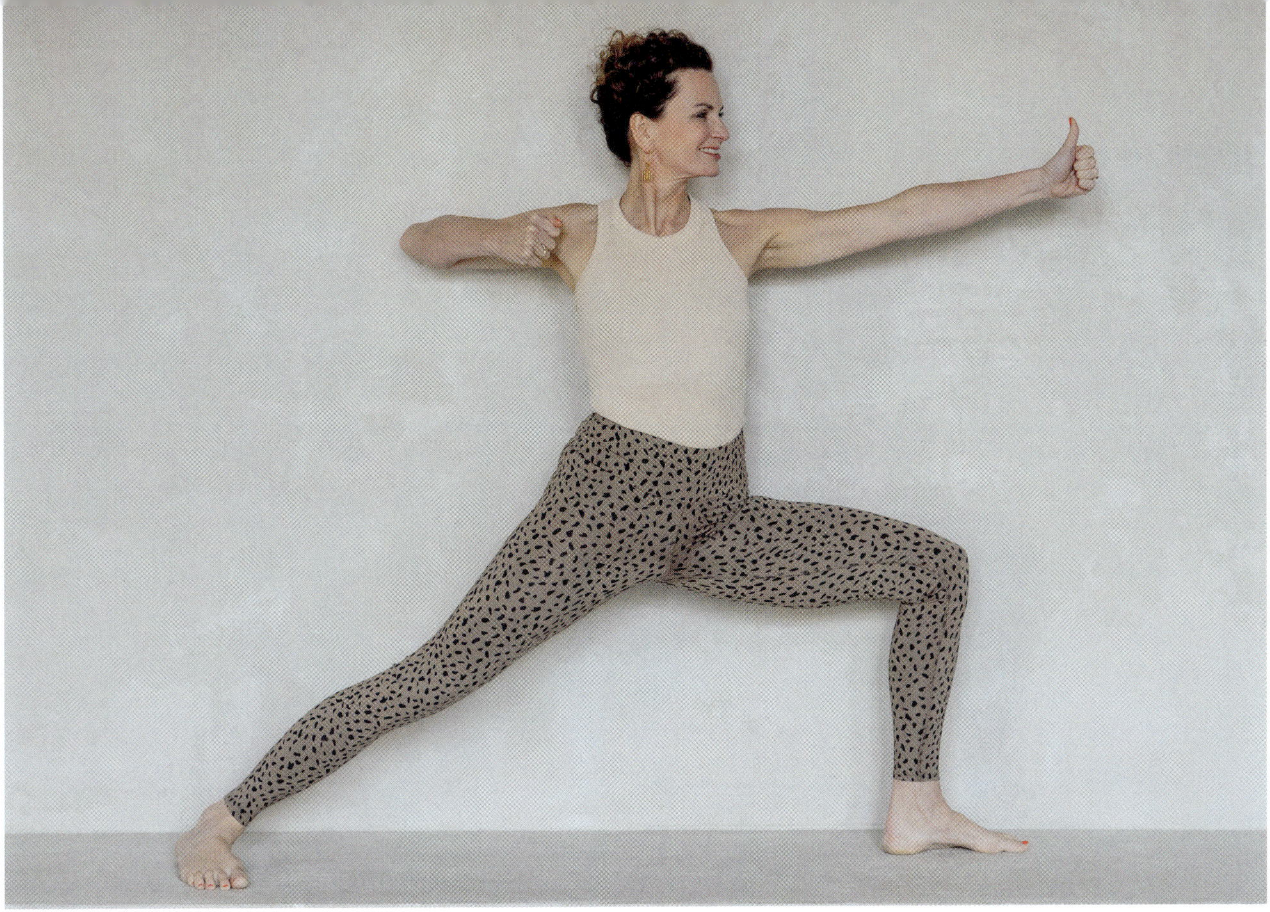

8. KAPITEL

LASS LOS, WAS NICHT MEHR ZU DIR PASST.

Erkenne und transformiere alte Limitierungen und Blockaden

VERORTUNG: MANIPURA CHAKRA

Jetzt, wo unser Fundament steht und wir unsere Frequenz verändert haben, ist es an der Zeit, dass wir uns unseren Blockaden und Ängsten zuwenden. Und damit wird es richtig spannend. Blockaden zu erkennen und umzuschreiben, ist ein Kernelement von ME YOGA. Auf der Yogamatte findet dies durch die Arbeit mit dem dritten Energiezentrum statt. Das sogenannte Solarplexuschakra liegt nahe der Wirbelsäule auf Höhe des Nabels. Dieses Chakra ist der Sitz unserer Willenskraft und unseres persönlichen Ausdrucks, daher werden Menschen mit einem starken dritten Chakra meist als glamourös, charismatisch und anziehend wahrgenommen. Das Element dieses Chakras ist das Feuer. Es geht um Assimilation, darum, Dinge zu verarbeiten und dann kluge Entscheidungen zu treffen: Was brauche ich und was kann ich loslassen? Es ist ein kraftvoller, energiegeladener Ort mit dem Potenzial der Transformation. Hier liegt die Energie für ein kreatives und von Erfolg gekröntes Leben.

> *»The solar plexus chakra is your power center. It gives you the strength to pursue your goals and manifest your intentions.«*
>
> **CAROLINE MYSS**[17]

Es gibt kaum etwas so Kraftvolles, wie loszulassen, was nicht mehr zu dir passt. Damit signalisierst du dem Universum, dass deine Latte jetzt höher liegt als bisher. Loslassen verdeutlicht wie keine andere Handlung, dass du nur noch das in deinem Leben akzeptierst, was auf deiner Wellenlänge schwingt. Alles, was du loslässt, kann aus freien Stücken zu dir kommen. Gleichzeitig ist loslassen etwas, das Zeit braucht und somit umgangssprachlich häufig falsch benutzt wird. Wie oft hast du schon den Ratschlag bekommen, etwas loszulassen, was sich in deinem System festgesetzt hat wie ein Widerhaken, an dem jedes neue Erlebnis, jedes Wort hängen bleibt und eine bestimmte Story wieder und wieder nach oben holt? Wahrscheinlich unzählige Male. Und ja, der Tipp ist richtig, und nein, loslassen geht nicht von jetzt auf gleich. Loslassen ist ein Prozess und innerhalb des Prozesses ist es wichtig, dass wir uns anschauen und verstehen, warum sich etwas emotional so aufgeladen präsentiert. Sobald die Erkenntnis da ist, verliert das Ereignis an Macht über dich. Dies ist der Beginn der Heilung alter Wunden. Denn immer, wenn wir uns heutzutage getriggert oder verletzt fühlen, hat das mit unserer Vergangenheit zu tun. Schauen wir uns also mutig unsere inneren Blockaden und Limitierungen an. Nur so können wir wachsen und unsere Manifestation in unser Leben bringen.

ES IST NICHT ZU SPÄT, FÜR EINE SCHÖNE KINDHEIT – BLOCKADEN UND LIMITIERUNGEN ERKENNEN UND AUFLÖSEN

Blockaden hindern uns daran, zu glauben, dass wir das, was wir uns wünschen, wirklich erreichen können. Jeder von uns hat Blockaden und einschränkende Glaubenssätze – es ist nichts, wofür wir uns schämen müssten. Im Gegenteil, du kannst stolz auf dich sein, wenn du bereit bist, deine eigenen Blockaden und Limitierungen zu erkunden. Stell sie dir wie große Knoten in deinem System vor, die den Energiefluss in Richtung Manifestation behindern. Die Auseinandersetzung damit ist ein essenzieller Schritt, um eine Verbindung zu deiner Manifestation herzustellen. Grundsätzlich folgt die Energie unserer Aufmerksamkeit, und so manifestieren wir unsere Realität. Wenn jedoch der Energiefluss blockiert ist, kann sich die Manifestation an dieser Stelle nicht verwirklichen. Ist der Knoten einmal gelöst, fühlt es sich an, als wäre er nie da gewesen.

Blockaden können alte Schutzmechanismen sein, die im Unterbewusstsein entstanden sind, um dich vor weiterem Schmerz, Scham oder anderen negativen Prägungen aus der Kindheit zu schützen. Dein Körper möchte sicherstellen, dass du diese Erfahrungen nicht erneut erleiden musst. Leider stellt der Schutzmechanismus, der in der Vergangenheit sinnvoll war, in der gegenwärtigen Situation ein Hindernis dar. So kann es passieren, dass wir Eigenschaften vor uns selbst und anderen verstecken, weil wir Angst haben, dass wir durch sie (wieder) Ablehnung oder Spott erfahren. Diese verdrängten, abgespalteten Merkmale von uns sind sogenannte Schattenanteile. Ihr Entstehen lässt sich also ganz simpel und einfach erklären.

Eine weitere Form einer Blockade können einschränkende Überzeugungen sein – entweder über uns selbst oder allgemein über das Leben. Meistens gehen sie mit Schattenanteilen Hand in Hand. Wie wir bereits im Kapitel über die Kleshas, die Quellen des Leidens, erfahren haben, liegt im Erkennen des Hindernisses bereits ein großer Teil der Lösung. Sobald du deine Blockaden erkennst und verstehst, öffnet sich der Raum für Heilung und somit für deine Manifestation. Wir erkunden also im Folgenden, wie sich die größten Blockaden in deinem Leben zeigen und wie du sie in stärkende Überzeugungen umschreiben kannst. So gelingt es dir, den Weg für deine Manifestation freizumachen.

> *»The process of change requires unlearning. It requires breaking the habit of being yourself and reinventing a new self. It's not enough to consciously make new choices. You have to change on a subconscious level.«*
>
> **JOE DISPENZA**[18]

Meine eigene größte Blockade habe ich erst vor Kurzem erkannt. Sie verbarg sich in Form dieser limitierenden Überzeugung: »Ich bin ein schlechter Mensch.«

Diese Erkenntnis war für mich schmerzhaft unangenehm. Dennoch empfand ich sie gleichzeitig als bedeutsam und bahnbrechend. Nachdem ich bereits viele kleinere Limitierungen und Schattenaspekte an mir erkannt hatte, fühlte es sich nun so an, als hätte ich endlich die Wurzel erreicht. Ich erkannte, wie ich mein gesamtes Leben um diese Blockade herum aufgebaut hatte und wie fast alles, was ich bin und tue, mit dieser alten, falschen Überzeugung zu tun hat. Mein Leben war darauf ausgerichtet, mir selbst und anderen zu beweisen, dass ich ein guter Mensch bin. Ständig darauf bedacht, meine völlig natürlichen gereizten und wütenden Anteile vor mir selbst (und anderen sowieso) zu verbergen. Es ist kein Zufall, dass ich Yoga praktiziere. Denn wo sonst finden wir die fundamentale Idee, dass alle Menschen von Natur aus gut und lichtvoll sind?

Aus der limitierenden Überzeugung, »schlecht zu sein«, sind Verhaltensweisen entstanden, die mir nicht guttun. So fiel es mir schon seit jeher in meinen Beziehungen schwer, mich abzugrenzen. Nun ergab dieses Verhalten Sinn. Sobald ich eine Grenze setze, überkommt mich die Angst davor, abgelehnt zu werden oder als »böser Cop« dazustehen. Interessanterweise hatte mein Ex-Partner diesen Triggerpunkt mühelos erkannt und in Konfliktsituationen ausgelöst. So habe ich aus lauter Angst, alles zu verlieren, meistens klein beigegeben. Unsere Partner spiegeln uns, wo unser

Wachstumspotenzial liegt. Es ist kein Zufall, wem wir begegnen. Unser Unterbewusstsein wählt wie inmitten einer vollen Bar genau die Person aus, die uns dabei hilft zu wachsen.

Ich erinnere mich nun klar an die Situationen meiner Kindheit, die dazu geführt haben, dass ein Anteil von mir glaubt, kein guter Mensch zu sein. Manche dieser Situationen waren eher unspektakulär, andere einschneidend. Doch manchmal ist es nicht entscheidend, wie dramatisch eine Begebenheit abläuft, sondern wie wir die Situation interpretieren und welche Überzeugung daraus entsteht. Ein Trauma entsteht nicht allein durch das Erlebnis selbst, sondern vor allem durch die individuelle Reaktion darauf.

»Ich bin ein schlechter Mensch.« Interessanterweise habe ich genau diesen Satz häufig als Beispiel für limitierende Glaubenssätze gelesen und keine Resonanz gespürt. Erst in der tiefgreifenden Auseinandersetzung mit meinen blockierenden Überzeugungen und einer zielgerichteten Meditation lüftete sich der Schleier der Illusion, und ich erkannte die Wurzel vieler meiner Probleme.

Meine Geschichte teile ich vor allem deshalb, damit du die Angst davor verlierst, dich deinen eigenen Blockaden zuzuwenden. Denke immer daran, Selbsterkenntnis ist ein schrittweiser Prozess, in dem du wie bei einer Zwiebel Schicht für Schicht ablegst. Und zwar in dem Tempo, das haargenau zu dir passt. Es zeigt sich nur das, womit du umgehen kannst. Alles andere bleibt weiterhin verborgen.

Sobald du die Blockade erkannt hast, verliert sie augenblicklich ihre Macht über dich, und dein Leben beginnt sich zu verändern. Diese Veränderung kann schnell und einschneidend sein. Es fühlt sich an, als wärst du auf der anderen Seite eines Hindernisses angelangt, als wäre plötzlich der Weg frei für deine Wünsche. Schaue also genau dorthin, wo es sich unangenehm anfühlt. Denn dahinter wartet eine ungeahnte Freiheit auf dich.

> *»Owning our story can be hard, but not nearly as difficult as spending our lives running from it. Embracing our vulnerabilities is risky but not nearly as dangerous as giving up on love, belonging, and joy – the experiences that make us the most vulnerable.«*
>
> **BRENÉ BROWN**[19]

Meine größte Blockierung habe ich mithilfe der folgenden Fragen erkannt und sie dann in die anschließende Meditation mitgenommen.

JOURNALING: ERKENNE DEIN GRÖSSTES HINDERNIS

1. **Was sind die herausforderndsten Dynamiken, mit denen du derzeit konfrontiert bist?**
   - In welchem Bereich deines Lebens treten die meisten Konflikte, Reibungen, Stresssituationen oder emotionalen Reaktionen auf?
   - In welchem Lebensbereich fühlst du dich blockiert und wiederholst ständig alte Muster?
   - Gibt es einen Bereich in deinem Leben, in dem es dir schwerfällt, Grenzen zu setzen, und du versuchst, es allen recht zu machen?
   - In welchen Lebensbereichen gibst du dich mit dem zufrieden, was ist, obwohl du in Wahrheit unglücklich bist? Wo machst du dich klein?
   - Wo zögerst du, Dinge zu verändern, oder hast generell Angst, den nächsten Schritt zu gehen?

2. **Welches ist dein Muster?**
   Schaue dir deine Antworten in Ruhe an. Gibt es etwas, das alle Antworten verbindet? Findest du eine Art roten Faden, der sich durchzieht? Auch wenn du mehrere Muster erkennst, die miteinander verknüpft sind, versuche es auf ein Verhaltensmuster zu reduzieren, das dein Leben maßgeblich bestimmt. Beispiele dafür können sein: die eigenen Bedürfnisse nicht zu priorisieren; Dinge zu verschieben und nicht ins Handeln zu kommen; Grenzen weder setzen noch einhalten zu können; rigides, zwanghaftes Verhalten; ungesunde Gewohnheiten wie alle Formen von Süchten; ungesunde Kommunikationsmuster; mangelnde Klarheit; sich zu verstecken und klein zu halten ...
   Schließe jetzt die Augen und nimm einen tiefen Atemzug. Welche Form der Angst führt dazu, dass du das ungesunde Verhalten wiederholst? Schreibe nieder, was dir dazu einfällt und was du fühlst, beispielsweise:
   - Angst zu versagen
   - Angst, die falsche Entscheidung zu treffen

- Angst vor Zurückweisung
- Angst vor Liebesentzug
- Angst vor Intimität
- Angst davor, gesehen zu werden
- Angst davor, anderen zu vertrauen
- Angst davor, alles zu verlieren

…

3. **Erkennst du deine Blockade hinter dieser Angst?**
Schaue dir die folgenden Beispiele an oder schreibe einen eigenen Satz auf, der auf dich zutrifft. Diese Wunde oder Limitierung hindert dich daran, deine Manifestation in die Welt zu bringen.

- Ich bin nicht gut genug
- Ich bin unwichtig
- Ich bin nicht liebenswert
- Ich bin nicht schön/mein Körper ist nicht schön
- Ich kann mir nicht vertrauen
- Meine Bedürfnisse sind nicht wichtig
- Ich gehöre nirgendwo dazu
- Ich bin ein schlechter Mensch

…

Mein Satz ist:

....

Durch diese Erkenntnis fühle ich mich:

....

....

Wow! Herzlichen Glückwunsch. Du bist so mutig und deiner Manifestation schon einen riesengroßen Schritt näher. Sollte sich der Satz noch beängstigend anhören, keine Sorge, Wir werden ihn schon bald in einen neuen bekräftigenden umwandeln.

ME-YOGA-ÜBUNGSPRAXIS

Bis hierhin haben wir uns auf kognitiver Ebene mit unseren Mustern und Blockierungen beschäftigt. Nun bringen wir das Ganze in den Körper. Alles, was du erkannt hast, kann sich durch deine Yogapraxis auf zellulärer Ebene manifestieren. Gegebenenfalls ändern sich deine Erkenntnisse auch noch einmal oder verfeinern sich, wenn wir sie in der Meditation erneut beleuchten.

ANKERSÄTZE

- Ich weiß nun, dass mein Glaubenssatz ... (bitte ausfüllen) nicht der Wahrheit entspricht.
- Ich erkenne, dass die Geschichte dahinter gesehen werden will, damit Heilung stattfinden kann.
- Ich schaue hin und verstehe.
- Ich heile.

BREATHWORK »DER FEUERATEM DYNAMISCH«

- Finde einen aufrechten Sitz und lege die Fingerkuppen auf deine Schultern. Die Ellenbogen sind nach außen gerichtet. Drehe dich einatmend nach links **(1)** und ausatmend nach rechts **(2)**.
- Wiederhole das einige Male langsam und steigere dann das Tempo. Atme sowohl bei der Ein- als auch bei der Ausatmung scharf durch die Nase. Dies nennt sich »Breath of Fire« oder der Feueratem.
- In der Ausatmung ziehst du die Bauchdecke nach innen, während du bei der Einatmung die Bauchdecke entspannst. Diese Übung wirkt aktivierend und wärmend, und der gesamte Bauchraum profitiert davon.
- Beginne mit einer Minute. Wenn du mehr Ausdauer entwickelt hast, kannst du die Übung bis zu drei Minuten lang praktizieren.
- Verweile danach einen Moment in der Stille und beobachte die neuen Empfindungen in deinem Körper. Hier prickelt und fließt die Energie!

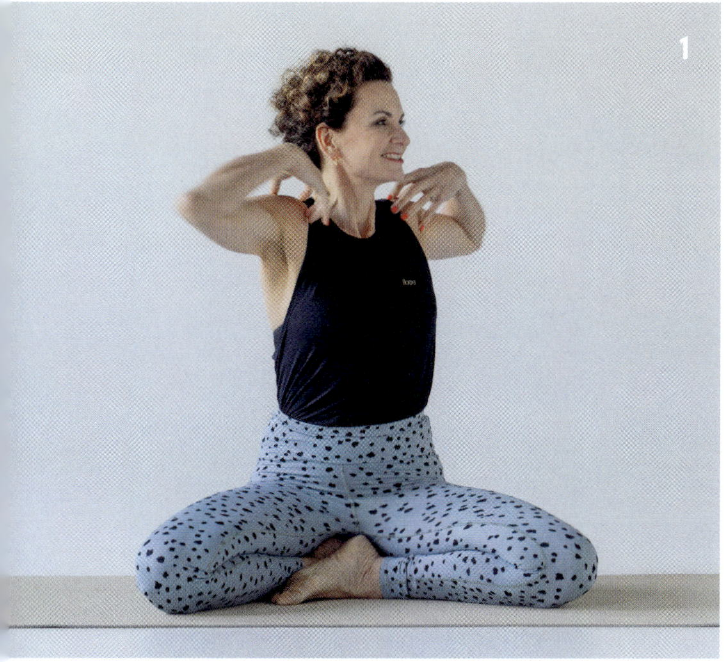

»DER FEUERATEM DYNAMISCH«

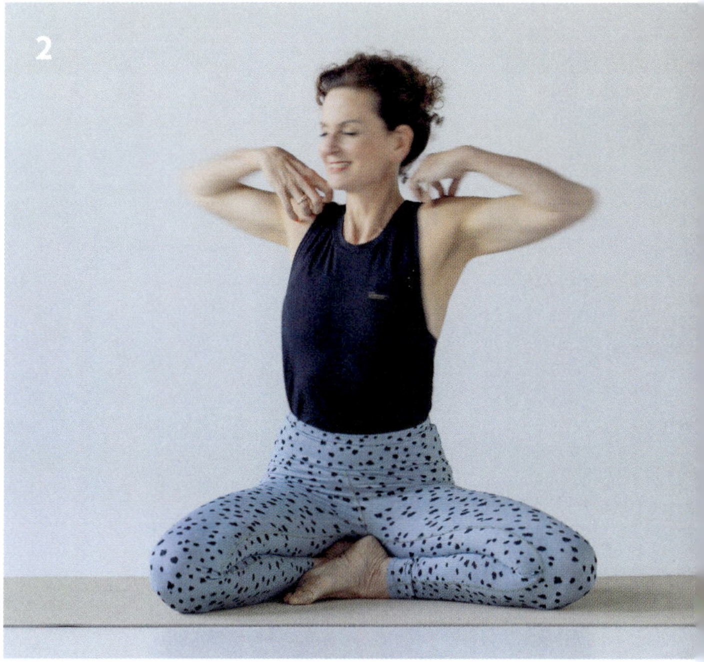

ARCHETYP ASANA FÜR DAS DRITTE CHAKRA: NAVASANA

Da es in diesem Abschnitt deines Manifestationszyklus darum geht, Blockaden zu entdecken und aufzulösen, begeben wir uns also definitiv aus unserer Komfortzone. Dies spiegelt sich auch in der archetypischen Asana wider: Navasana, das Boot, ist definitiv kein Zuckerschlecken! Dennoch, wenn ich Navasana in meinen Klassen unterrichte – und das tue ich oft –, hebt sich die Stimmung merklich. Zunächst wird gemurrt, aber nach wenigen Atemzügen, wenn die Temperatur im Raum gefühlt bereits um einige Grad gestiegen ist, ändern sich die Gesichter. Die Mundwinkel beginnen zu steigen, und die inneren Widerstände fallen langsam in sich zusammen.

Wenn diese inneren Widerstände abgebaut werden, wird Energie freigesetzt – ähnlich wie bei einem Staudamm, der bricht und damit das Fließen des Wassers erlaubt. In diesem Moment fallen die Masken, und das unverfälschte Wesen tritt zutage. Es ist wirklich ein großartiger Augenblick.

- Setze dich aufrecht auf die Matte. Deine Handflächen berühren den Boden neben deinen Hüften. Deine Sitzbeinhöcker berühren die Matte, deine Hüfte ist aufrecht.
- Aktiviere deine Bauchmuskeln und spanne Beckenboden, Damm- und Schließmuskulatur an.
- Deine Beine sind fest aneinandergedrückt, die Füße sind gestreckt.
- Verlagere nun langsam deinen Schwerpunkt, sodass dein Oberkörper sich nach hinten lehnt. Lehne dich so weit zurück, bis deine Beine etwa im 60-Grad-Winkel von der Erde abgehoben sind.

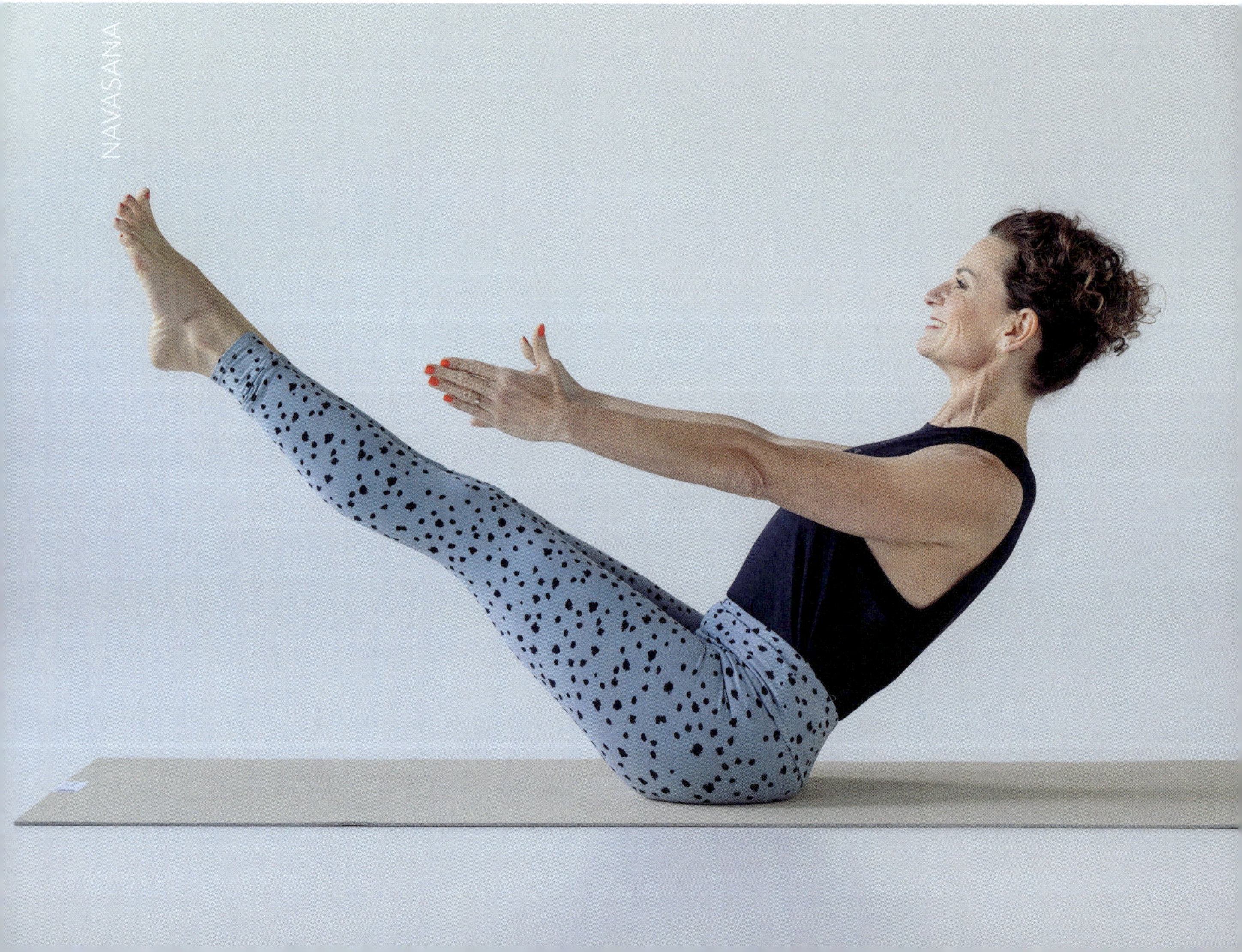

- Hebe deine Arme dabei parallel zum Boden, sodass Schultern und Handflächen auf einer Höhe sind.
- Während du die Balance hältst, halte weiter den unteren Rücken gerade und entspanne, so gut es geht, die Schultern und den Nacken.
- Bleibe in dieser Haltung für ca. 30 Sekunden und atme ruhig weiter.

Auf dem Foto siehst du die Variante mit gestreckten Beinen. Wenn du noch Schwierigkeiten hast, die Beine in der Luft zu halten, kannst du entweder die Knie anwinkeln oder mit den Händen die Oberschenkel hinten stützen. Denke daran, dass es hier um Durchhaltevermögen geht und darum, auch in schwierigen Situationen präsent und offen zu bleiben. Wenn du Widerstand gegen die Anstrengung spürst, stell dir diesen Widerstand vor wie den bereits oben erwähnten Staudamm, der den Fluss deiner Energie blockiert. Sobald du diesen Widerstand auflöst, kann mehr Energie fließen, die du dann für die Haltung nutzen kannst.

Zu Beginn reicht es, diese Übung für fünf Atemzüge zu halten. Sobald du stärker und geübter bist, dehne die Zeit bis hin zu zehn langen und tiefen Atemzügen aus.

MEDITATION: BLOCKADEN UND LIMITIERUNGEN ERKENNEN UND UMSCHREIBEN IN NEUE POSITIVE ÜBERZEUGUNGEN

- Finde eine entspannte Position im Liegen. Schaue mit geöffneten Augen leicht nach oben, unter deine Augenbrauen, und atme tief ein. Atme aus, schließe die Augen und entspanne sie.
- Atme erneut tief ein, halte den Atem an und atme dann klärend und lösend aus. Stell dir vor, dein Körper schwebt sanft im Wasser oder auf einer Wolke – an einem Ort, der sich für dich sicher und harmonisch anfühlt. Lass dich in dieser Vorstellung treiben.
- Lege eine Hand auf das Herz und eine auf den Bauch. Spüre deinen Atem und lass ihn tief und umfassend in den Körper fließen: Atme tief ein, halte den Atem an und lass dann beim Ausatmen alles los, was dich belastet.
- Visualisiere nun einen sicheren, schönen Ort – vielleicht am Meer, im Wald oder in einem von dir kreierten Raum in deiner Fantasie. Spüre die kindliche Freude,

die du an diesem Ort empfindest. Entspanne dich und verbinde dich mit deinem bewussten, beobachtenden Selbst, dem weiseren Teil von dir. Fühle dich sicher und gehalten.

- Richte deinen Fokus auf die Blockade, die sich im Schreibprozess gezeigt hat, oder erinnere dich an einen kürzlich erlebten Trigger. Entspanne innerlich, während du dir dieser Blockade bewusst bist. Beobachte deinen Körper und nimm wahr, wo sich Spannungen bei diesem Gedanken aufbauen.
- Gibt es Bereiche in deinem Körper, die unbeeindruckt von diesem Gefühl sind? Finde einen Ort, an dem dein Körper ruhig und entspannt ist, und konzentriere dich auf diese Empfindung.
- Gehe zurück an die Stelle, wo du Spannung und Druck verspürst. Erkennst du dieses Gefühl? Welche Erinnerungen sind damit verknüpft? Wann hast du zum ersten Mal diese Blockade wahrgenommen? Erlaube deinem Unterbewusstsein, dir Erinnerungen zu zeigen, die hilfreich sein können. Lass die Erinnerungen so deutlich wie möglich werden und spüre die Auswirkungen auf deinen Körper.
- Sprich jetzt zu deinem inneren Kind: Sage dir selbst alles, was nötig ist, um dich wohl und wertgeschätzt zu fühlen. Erlaube, dass alle anderen Erinnerungen hochkommen, die sich in diesem Moment zeigen möchten. Denke daran, dein Unterbewusstsein gibt dir nur die Erinnerungen frei, mit denen du umgehen kannst. Folge diesem Erinnerungsfluss und fühle jede Emotion, die hochkommt – ob Ärger, Neid oder Traurigkeit. Erlaube deinem inneren Kind, dir zu zeigen, was es braucht, um sich sicher und gehalten zu fühlen.
- Denke nun an einen bestärkenden, positiven Glaubenssatz. Finde den Satz, der deinen alten, limitierenden Glaubenssatz ersetzen kann. Vertraue deinem Gefühl, dass du spürst, wenn du den richtigen Satz gefunden hast! Zum Beispiel: »Ich bin liebenswert« oder »Meine Bedürfnisse sind wichtig«. Bleibe bei diesem Satz, solange es sich gut anfühlt.
- Kreuze die Arme über der Brust und beginne, abwechselnd auf deine linke und rechte Schulter zu klopfen. Während du das in einem gleichmäßigen Tempo tust, sprich den neuen Satz (laut oder leise) und bringe ihn in deinen Körper. Wiederhole diesen Satz fünfmal und spüre, wie es sich nun in deinem Körper anfühlt. Es ist in Ordnung, wenn du dir noch nicht zu 100 Prozent glaubst.

- Wiederhole den Satz erneut und klopfe dabei im Wechsel auf deine Schultern. Nimm alle damit verbundenen Gefühle wahr, die hochkommen.
- Mache eine letzte Runde: Sage den neuen, bestärkenden Satz fünf weitere Male und spüre, wie er mehr und mehr zu deinem eigenen wird. Nimm auch alle Gedanken und Gefühle in diesem Moment wahr.
- Erinnere dich jetzt an einen Moment aus der Vergangenheit, in dem du diesen neuen Satz bereits verkörpert hast. Wie hat sich das angefühlt? Wie fühlt sich diese Erinnerung jetzt in deinem Körper an? Gib dir die Erlaubnis, diese neue Überzeugung in deinem gesamten Körper zu integrieren und sie in jede Zelle zu bringen. Hier und jetzt darfst du dich genauso fühlen.
- Stell dir vor, wie du mit dieser neuen starken Überzeugung mit deinem Trigger oder deiner Blockade umgehen würdest. Was ändert sich im Außen, wenn du diese neue Überzeugung verkörperst? Spüre all die Empfindungen auf körperlicher Ebene und komme aus der Meditation, wenn du dazu bereit bist.

Checkliste

Nachdem du mit diesem Kapitel gearbeitet hast, solltest du:

- *erkannt haben, dass das Loslassen von alten Mustern und Blockaden entscheidend für deine persönliche Transformation ist und zeigt, dass du bereit bist, dein Leben auf eine neue Wellenlänge zu heben.*
- *verstehen, dass das Manipura Chakra, das Nabelzentrum, der Sitz deiner Willenskraft ist und eine wichtige Rolle spielt bei der Verarbeitung und Entscheidung, was du brauchst und was du loslassen kannst.*
- *die Funktionsweise von Blockaden verstehen und erkennen, dass sie oft aus alten Erfahrungen und Schutzmechanismen entstanden sind, die deine Manifestation behindern.*
- *einen Teil deiner eigenen Blockaden und limitierenden Überzeugungen erkannt haben, um sie in stärkende Glaubenssätze umzuwandeln.*
- *wissen, dass der Prozess des Loslassens Zeit benötigt und es wichtig ist, sich den emotionalen Aufladungen hinter alten Erfahrungen bewusst zu werden.*

- *begriffen haben, dass das Verständnis deiner Blockaden es dir ermöglicht, den Weg für deine Manifestation freizumachen – es ist nie zu spät für eine positive Veränderung in deinem Leben.*
- *Breath of Fire und Navasana praktizieren, um deine Erkenntnisse auf körperlicher Ebene zu manifestieren.*
- *einen neuen persönlichen Ankersatz gefunden haben, der dich in deiner Transformation unterstützt.*

Wenn du die Checkliste nicht vollständig abhaken kannst, bleibe noch eine Weile bei diesem Chakra und wiederhole die ME-YOGA-Praxis so lange, bis du dich bereit für den nächsten Schritt fühlst.

9. KAPITEL

NICHTS IST ZU SCHÖN, UM WAHR ZU SEIN.

Schaffe energetischen Raum für neue Möglichkeiten und Expansion

VERORTUNG: ANAHATA CHAKRA

> *»The heart chakra connects you to love and compassion. From this space, your manifestations can align with the highest good for yourself and others.«*
>
> **JACK CANFIELD**[20]

Wenn wir uns selbst meinen, deuten wir üblicherweise auf die Mitte der Brust. Es scheint eine global akzeptierte Tatsache zu sein, dass der Teil von uns, der fühlt, im Herzen beheimatet ist. Interessanterweise deuten wir mit einem Finger auf die Stirn, wenn wir der Ansicht sind, jemand spinnt. Aber zurück zum Herzen. Dort verorten die Yogis das Herz- oder auch Anahata Chakra, den Ort des Mitgefühls und der Liebe. Es ist die Brücke oder auch der Balancepunkt zwischen Körper und Geist und befindet sich im Sitzen genau in der Mitte des Rumpfes. Mittig in Bezug auf oben und unten, mittig zu rechts und links und mittig von vorne und hinten. Das Herzzentrum ist in vielerlei Hinsicht eine Art Mediator. Sein Element ist die Luft. Somit ist es besonders offen für jegliche Form von Breathwork und arbeitet symbiotisch mit der Lunge zusammen. Steigt unsere Energie bis zum Herzzentrum nach oben, verlassen wir die Energie von »ich« und öffnen uns für die Energie von »wir«. Ab dem Herzen ist der Aufstieg von Energie ein Leichtes.

EXPANDER: DEIN SELBSTWERT ZEIGT SICH AN DEN MENSCHEN IN DEINEM LEBEN

> *»The law of attraction says that like attracts like, and so as you think a thought, you are also attracting like thoughts to you.«*
>
> **RHONDA BYRNE**[21]

Um etwas manifestieren zu können, musst du daran glauben, dass es möglich ist. Noch wichtiger ist es, dass du daran glaubst, dass es für dich persönlich möglich ist. Diese kleine, aber feine Unterscheidung ist ausschlaggebend. Sonst kann dein altes, niedriges Selbstwertgefühl schnell dazwischenfunken und dir einreden, dass diese Sache nur für andere erreichbar sei, weil sie angeblich vom Leben mehr bevorzugt werden als du. Es könnte sein, dass sie einen anderen kulturellen Background haben, mehr finanzielle Sicherheit oder schlicht und ergreifend in deinen Augen besser aussehen und es somit leichter haben. Doch all das entspricht natürlich nicht der Wahrheit. Es sind lediglich alte Überzeugungen, die dich bisher klein gehalten haben. Diese Zeit ist jetzt vorbei, und du bist auf dem Weg, deine wahren Träume zu verwirklichen.

Damit der Raum deines Unterbewusstseins sich in Richtung deiner Ziele weiten kann, ist es essenziell, dass du dir sogenannte Expander suchst, also Menschen, die bereits das verkörpern, was du dir wünschst. Sie erweitern deine Vorstellungskraft, dienen als Inspiration und zeigen dir, dass es möglich ist, deine Träume zu verwirklichen. Indem du dich mit ihnen umgibst und von ihnen lernst, signalisierst du deinem Unterbewusstsein, dass das, was du dir wünschst, bereits ganz nah und greifbar ist. Damit diese Wünsche auch tatsächlich erfüllt werden und eben nicht die oben genannten Limitierungen dazwischenfunken können, sollte es Parallelen zwischen dir und dem Expander geben. Je ähnlicher seine Geschichte der deinen ist, desto leichter ist es für dein Unterbewusstsein, den Gedanken zuzulassen, dass das Gewünschte auch für dich möglich ist. Als damals in mir der Wunsch nach weniger Stress und Verkleinerung meines Business deutlich wurde, lernte ich eine Frau kennen, die früher ebenfalls vier Yogastudios besessen und geleitet hatte. Genau wie mir war ihr die

Personalverantwortung und das operative Geschäft hinter den Kulissen zu viel geworden. Sie hatte wieder mehr ihrer Passion, dem Unterrichten von Yoga, folgen wollen. Als sie in mein Leben trat, hatte sie den Weg, der noch vor mir lag, bereits erfolgreich hinter sich gebracht. Sie verdiente mit nur einem Studio so viel wie vorab mit allen zusammen. Druck und Belastung waren deutlich weniger geworden, und sie konnte sich auf das Unterrichten von Yoga konzentrieren. Ihre Geschichte machte mir Mut und zeigte mir in aller Deutlichkeit, dass das, wovon ich träumte, wirklich möglich ist. Da ihre Vita meiner ähnelte, konnte ich mich mühelos in ihr spiegeln und so die Transferleistung, dass auch ich die Verkleinerung meines Business erfolgreich vollziehen würde, in meinem Unterbewusstsein verankern.

Wenn neue Menschen in deinem Leben auftauchen und bleiben, in welcher Form auch immer, spiegeln sie die aktuelle Höhe deines Selbstwerts wider. Wenn du also auf einmal Menschen in dein Leben rufst, die dich inspirieren, anstatt dich runterzuziehen, die dich dabei unterstützen, deine Träume zu realisieren, anstatt sie dir auszureden, dann zeigt das, dass du deiner Manifestation schon sehr nah bist. Daher möchte ich hier das bekannte Sprichwort »your vibe attracts your tribe« einmal umdrehen in »your tribe affects your vibe«. Es ist maßgeblich, mit wem du dich umgibst. Suche dir deine Gesellschaft weise aus und beobachte, in wessen Umfeld du aufblühst. Richte dich dorthin aus. So beschleunigst du deine Manifestation.

DU HAST ALLES VERDIENT, WAS DU DIR VON HERZEN WÜNSCHST

Das Gefühl, dass du wertvoll genug bist, um deine eigene Manifestation zu empfangen, ist Voraussetzung dafür, dass sie Wirklichkeit werden kann.

Im Laufe unseres Lebens sammeln sich Erinnerungen an. Mit jedem Tag wächst die Anzahl unserer Erfahrungen, und die Menge der bevorstehenden Erlebnisse nimmt ab. Die Vergangenheit beginnt die Zukunft zu dominieren, und neue Möglichkeiten bleiben ungenutzt, da altes Wissen greift.

Hier kommt erneut die Idee ins Spiel, dass der gegenwärtige Moment, die Präsenz im Körper, im Zentrum des Körpers liegt, in der zentralen Achse, dem sogenannten Sutra Atman. Von dort aus besteht die Möglichkeit, in jede Richtung zu gehen, da die Winkel vom Zentrum aus unbegrenzt sind. Schließe nach dem Lesen dieses Absatzes kurz die Augen und tauche in dein Innerstes ein. Stell dir eine imaginäre Linie vor, die vom Universum durch das Zentrum deines Schädels, deinen Hals, deinen Rumpf, dein Perineum und in das Zentrum des Planeten verläuft. Diese Linie dient als Orientierung in Raum und Zeit. Es ist der Sitz deines Selbst. Nutze diese Linie als Leitfaden für die Ausrichtung in den Asanas und um bereit zu sein, ständig eine neue Perspektive einzunehmen: Die Zukunft liegt vor dir, die Erinnerungen liegen hinter dir, die Sonne geht links auf und rechts unter. Die Bewegung im Uhrzeigersinn von links nach rechts symbolisiert die Tages-, Jahres- oder Lebensuhr. Du bist immer im Zentrum des Moments, in deiner Mitte, und du kannst jederzeit entscheiden, wohin du dich ausrichtest. Dort entsteht deine Realität.

> *»When you are truly in the present moment, your energy is no longer fragmented. You're not your past or your future; you're creating a new, coherent, energetic signature. That's when you begin to manifest.«*
>
> **JOE DISPENZA**[22]

Lassen wir uns allzu oft von der Vergangenheit dominieren, statt im gegenwärtigen Moment zu sein, zeigt sich das im Laufe der Jahre häufig auf körperlicher Ebene. Schaue dir viele ältere Menschen an – ihr Rücken ist gerundet, die Rückseite mit dem Buckel dominiert die Vorderseite. Die Übungen in diesem Kapitel sollen dir helfen, Erinnerungen hinter dir zu lassen, während sich die Vorderseite deines Körpers öffnet. Auf diese Weise schaffst du Raum vor dir, und neue Möglichkeiten treten in dein Blickfeld. Sogar der Blick zurück kann jetzt wohlwollender sein. Wir können nicht ändern, was in der Vergangenheit geschehen ist. Alles, was wir tun können, ist eine neue Perspektive einzunehmen und voranzugehen, um Erinnerungen zu schaffen, die wir sehen möchten. Wenn eine Erinnerung dir nicht gefällt, ändere die Richtung und betrachte sie bewusst aus einem neuen Blickwinkel. Erinnerungen sind subjektiv und hängen alle von der Perspektive ab. Die Magie dieser Praxis liegt in der Fähigkeit, voranzugehen, die eigene Antriebskraft zu lenken, die Positionierung ständig zu verändern und somit Freude und Zuversicht im Augenblick zu erleben.

JOURNAL PROMPTS

- Schaue dir noch mal deine Manifestationsliste an. Welche Anteile deiner Manifestation sind noch nicht ausgedehnt genug, wo hast du das Gefühl, dass das, was du dir wünschst, nicht möglich ist?
- Gibt es sogenannte Expander für dich, die das bereits leben, was du dir wünschst? Liste sie auf und wenn nicht, überlege dir, wo und wie du solche Menschen finden kannst (zum Beispiel durch Biografien, Dokumentationen, Soicial Media etc).
- Wie kannst du mit ihnen in Kontakt treten?

ME-YOGA-ÜBUNGSPRAXIS

Jetzt, wo die unteren Energiezentren aktiviert sind, geht es im vierten Chakra darum, dein Herz zu öffnen. Nimm gerne ein Yogabolster und ggfs. auch einen Block zur Hand.

ANKERSÄTZE

- Ich expandiere. Unmögliches wird möglich. Bis dato Unvorstellbares ist meine neue Realität.
- Ich spüre tiefstes Vertrauen in mich selbst.
- Meine schöpferische Gabe ist erwacht.
- Ich kreiere.

BREATHWORK »DIE FÜLLE-ATMUNG«

Die Luft ist das Element des Herzchakras. Eigentlich ist es nicht verwunderlich, denn Herz und Lunge sind Nachbarn, die sich gegenseitig Raum und Halt schenken. Wenn wir also unser Herz öffnen und berühren möchten, braucht es manchmal nicht mehr als einen tiefen, bewussten Atemzug.

- Lege dich auf ein langes Kissen oder auf ein Yogabolster. Die Lungen werden so mehr in Richtung Körpervorderseite geschoben, was die Atmung erleichtert.

Atme in dieser Haltung bewusst in die hinteren, seitlichen und vorderen Bereiche deiner Lunge und halte anschließend den Atem nach der Einatmung an.

- Spüre die Fülle in dir. Alles, was du brauchst, ist bereits da. Halte den Atem so lange an, wie es für dich angenehm ist. Die Länge der Pausen kann sich steigern, sobald du mit der Übung vertraut bist und Routine entwickelst.
- Atme dann langsam und bewusst aus.
- Wiederhole die Übung bis zu zehnmal.

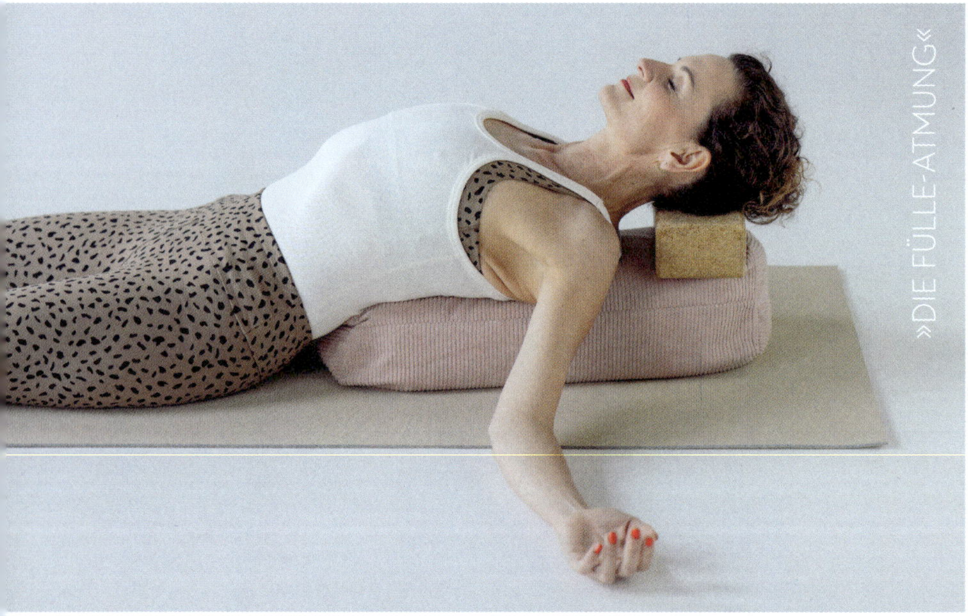

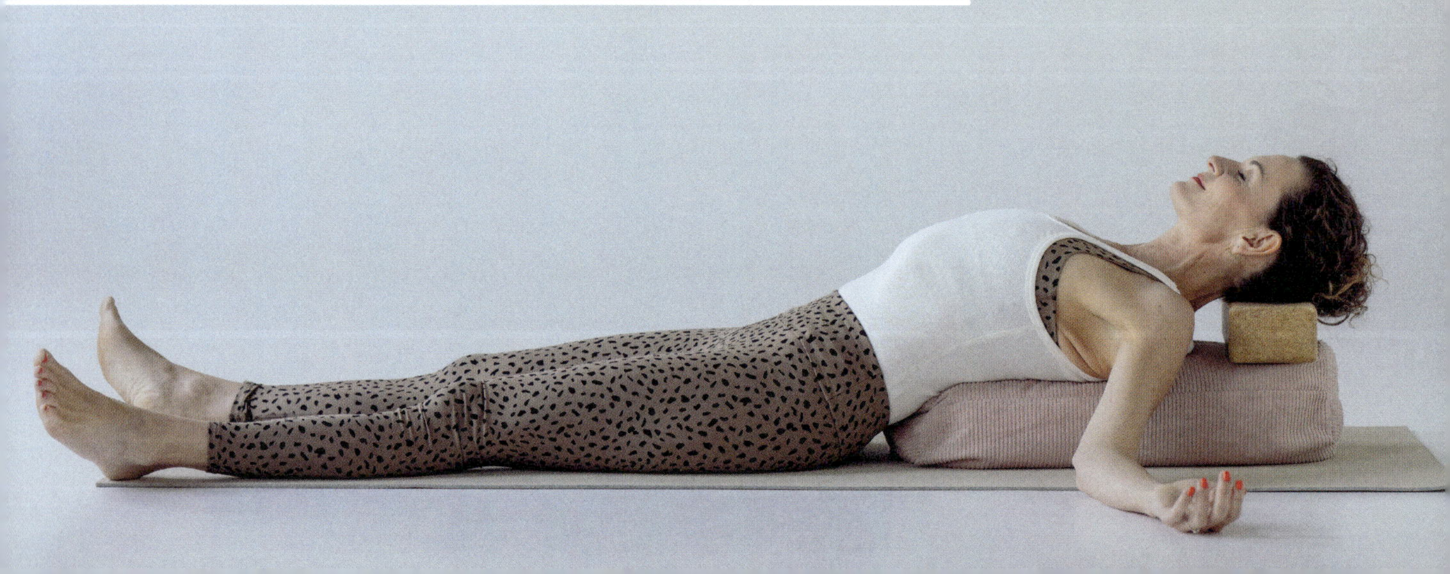

ARCHETYP ASANA FÜR DAS VIERTE CHAKRA: CAMEL-POSITION/USHTRASANA

Ziel deiner Asana-Praxis ist es, den Raum auf der Körpervorderseite auszudehnen und somit deinen Blick für Möglichkeiten zu öffnen, die vorher für dich nicht sichtbar waren.

Jahrelang war das Kamel für mich eine Haltung, die ich gerne aus dem Yoga-Repertoire verbannt hätte. Die Gründe dafür sind so einfach wie aussagekräftig: Mein oberer Rücken ist eher unbeweglich und weist eine starke Kyphose auf. Obwohl ich gerne Fahrrad fahre und generell sehr aktiv bin, sind meine Oberschenkelvorderseiten und meine Hüftbeugemuskeln zwar stark, aber tendenziell verkürzt. Es ist also eher schwierig für mich, das Kamel zu praktizieren, aber genau deshalb umso wichtiger.

Vor allem die Position meines Kopfes hat mir Probleme bereitet. Oft wusste ich einfach nicht, wohin ich in dieser Haltung blicken sollte, die so viel Öffnung in sich trägt, aber gleichzeitig beängstigend ist, da der Blick weg von dem Raum geht, in den ich mich öffne. Im wahrsten Sinne des Wortes öffne ich mich dem Unbekannten. Aus diesem Grund ist das Kamel die kraftvollste Haltung, um die Vorderseite des Körpers und das Herz zu öffnen, und steht im Mittelpunkt der Arbeit mit dem Herzchakra.

Ich möchte dir ein paar Tricks und Variationen zeigen, wie du Ushtrasana anwenden kannst, ohne dass es beängstigend ist. Vielleicht wird dadurch auch bei dir Ushtrasana wie bei mir eine der liebsten Rückbeugen.

Wichtig ist, dass du die Idee loslässt, dass das Becken senkrecht über den Knien stehen muss, vor allem dann, wenn du ohnehin im unteren Rücken Probleme hast und nicht über die notwendige Flexibilität verfügst, die Position so auszurichten. Funktional spricht nichts dagegen, das Becken hinter den Knien auszurichten.

- Setze dich auf deine Fersen, die Zehen sind untergestülpt. Greife mit der linken Hand an die linke Ferse und lege die rechte Hand an deinen Hinterkopf. Runde den Rücken und schaue Richtung Bauchnabel. Atme ein **(1)**.
- In der Ausatmung schiebe dein Steißbein unter den Körper, lass die Bauchdecke nach innen schmelzen und schiebe dein Becken nach vorne. Atme ein und be-

ginne, den Herzraum nach oben zu öffnen und den Kopf vertrauensvoll in deine Hand hinein zu legen **(2)**.

- Verstärke den Druck in deine Ferse durch die untere Hand und spüre, wie du dich durch den Impuls nach unten mehr öffnen kannst. Verweile für fünf bis acht Atemzüge.
- Komme langsam aus der Haltung und wechsle zur anderen Seite. Setze dich danach wieder auf die Fersen, lege die Hände auf die Brust und spüre in dein mutiges Herz, das sich so vertrauensvoll geöffnet hat. Spüre den verheißungsvollen Raum auf der Körpervorderseite und alle in ihm liegenden Möglichkeiten. Dorthin, wo du dich ausrichtest, entsteht deine Zukunft.

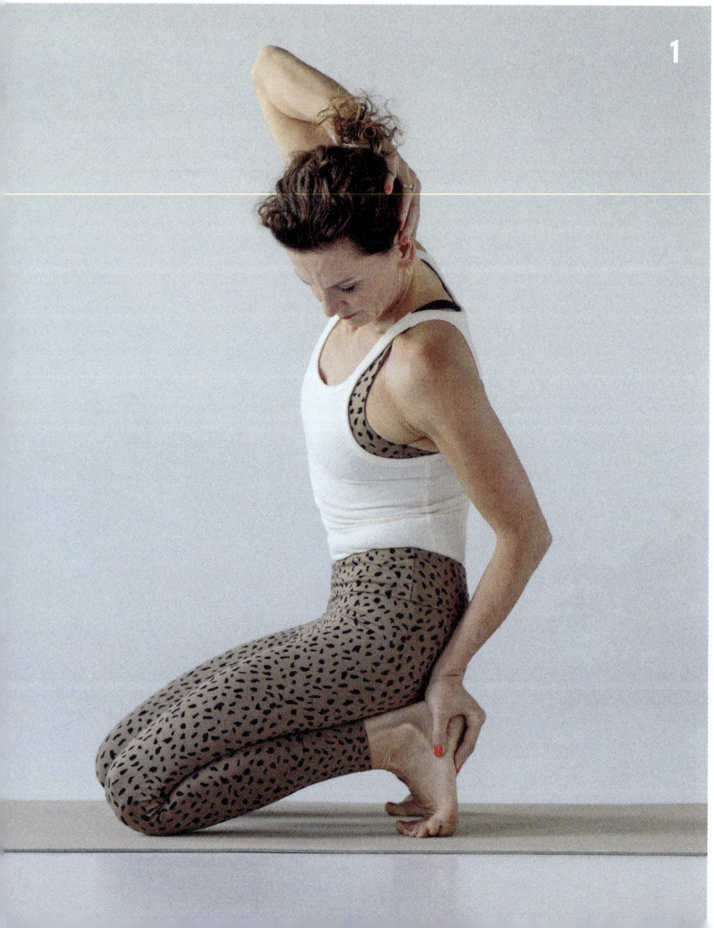

USHTRASANA

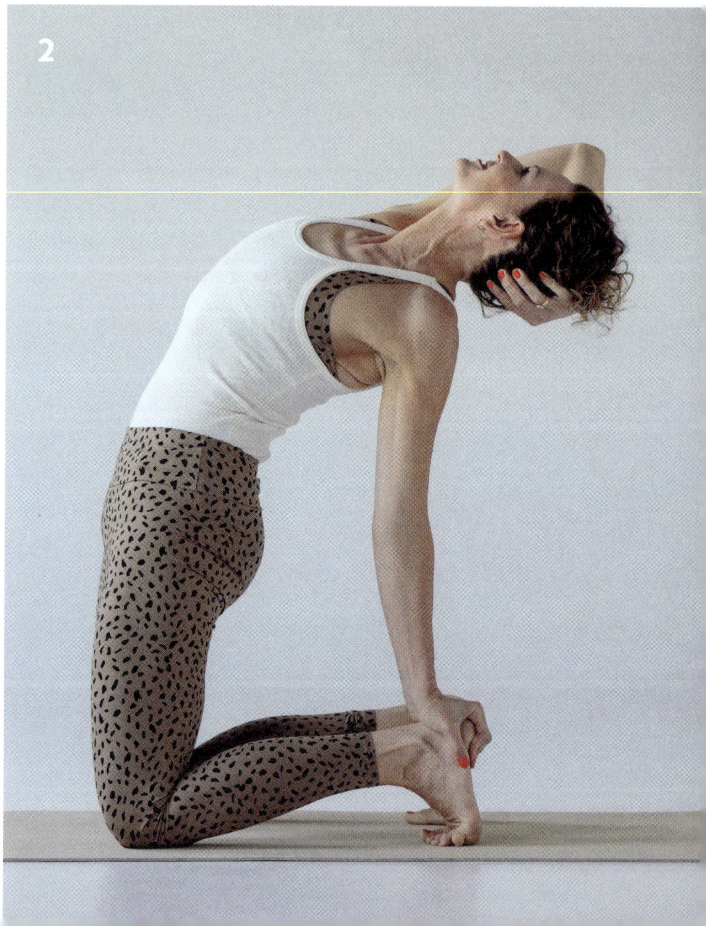

MEDITATION: AUSDEHNUNG – FÜHLE DEINE GEFÜHLE

- Lege dich in eine entspannte Bauchlage und achte darauf, dass deine Bauchdecke und dein Brustbein breit und flächig auf dem Boden aufliegen. Entspanne deinen Körper wie flüssigen Honig, der in die Erde fließt, und lass alle überflüssige Anspannung los.
- Nimm die wellenartige Qualität deines Atems wahr. Jeder Atemzug baut sich sanft auf und verebbt langsam wieder. Dies kannst du vor allem durch den Widerstand des Bodens unter deiner Vorderseite gut wahrnehmen. Werde eins mit dem Rhythmus deiner Atmung.
- Spüre, wie der Atem deinen Brustraum weitet, und stell dir vor, wie sich dein Herz mit jeder Einatmung mehr in den Boden entspannt. Mit jeder Ausatmung wird es so weit und durchlässig wie nie zuvor.
- Erinnere dich an eine Situation, in der du dich ganz im Einklang mit dir selbst gefühlt hast – authentisch, frei und völlig zufrieden mit dir und der Welt. Halte diese Erinnerung fest und lass ein Gefühl von Selbstliebe und Wertschätzung durch deinen Körper strömen. Vielleicht möchtest du diesem Gefühl eine lichte Farbe geben, die deinen Körper durchflutet, bis jede Zelle diese Liebe und Wertigkeit erfahren kann.
- Visualisiere nun deine Manifestation. Sieh, wie du lebst, was du dir erträumst. Kannst du spüren, dass du nur das Beste verdient hast? Öffne dein Herz noch mehr und lass vor dir einen wunderschönen Weg entstehen. Folge der Stimme deines Herzens und gehe diesen Weg entlang. Halte deinen Herzraum offen und bleibe nah und verbunden mit dir selbst und Mutter Erde.
- Sieh, wie deine Manifestation in dein Leben tritt und wie du bereits jetzt das verkörperst, was du dir wünschst. Denke an jemanden in deinem Umfeld, der bereits das lebt, was du anstrebst. Vielleicht hat diese Person noch wertvolle Tipps für dich. Wo kannst du dich noch ausdehnen, um Raum zu schaffen, damit deine Manifestation durchkommen kann? Wo verkörperst du bereits das, was du dir wünschst?
- Bleibe offen und empfänglich. Die Antworten werden sich in ihrem eigenen Tempo zeigen.

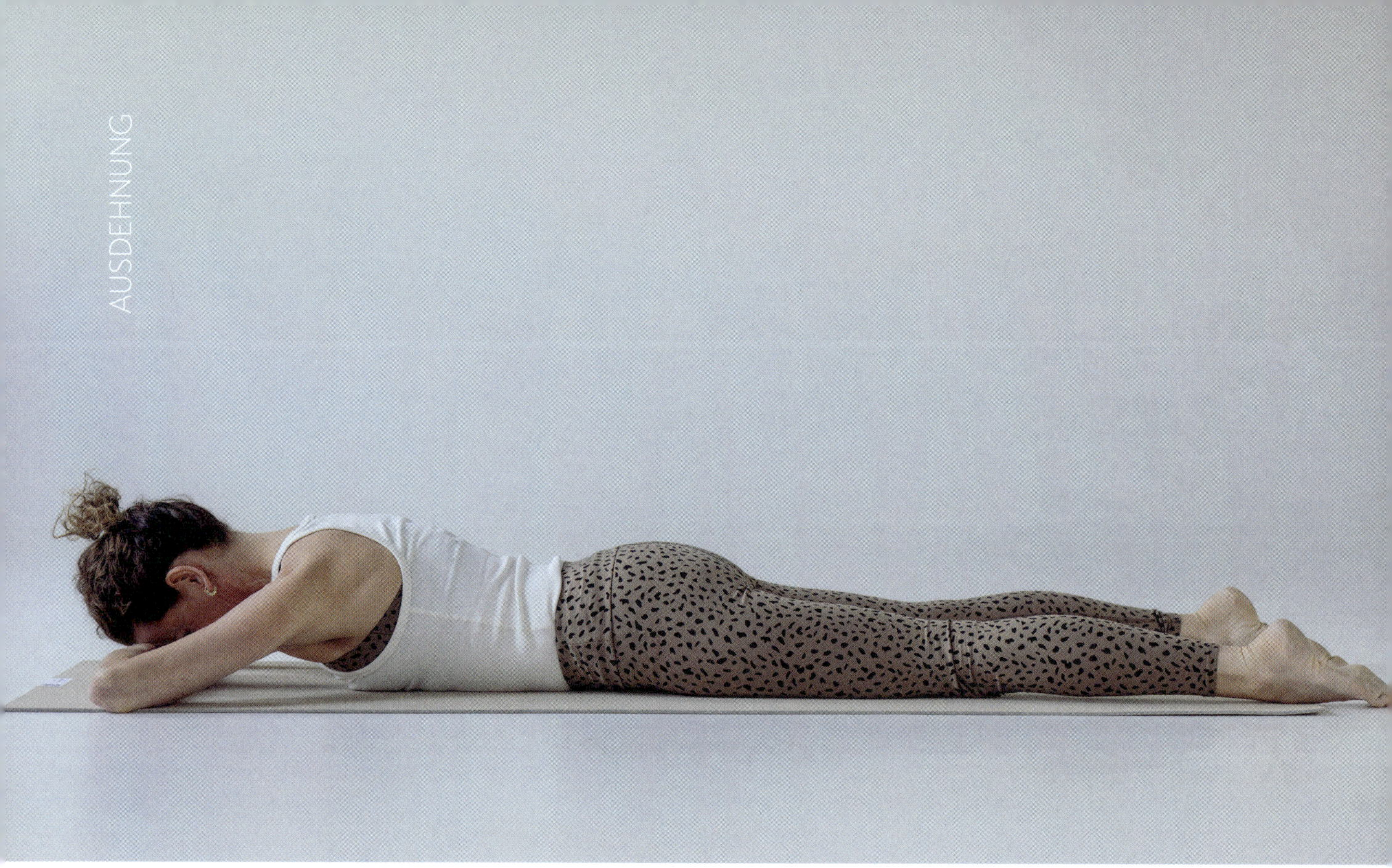

Verbinde dich nun ein letztes Mal mit deinem Herzen. Bedanke dich bei ihm dafür, dass es dir ermöglicht, so viel Wundervolles zu erfahren, und sage ihm laut oder in Gedanken: »Danke, mein liebes Herz, dass ich durch dich fühlen kann. Ich bin offen und bereit für meine Manifestation. Nichts ist zu schön, um wahr zu sein.«

Checkliste

Nachdem du dieses Kapitel durchgearbeitet hast, solltest du:

- *dich geöffnet haben für die Idee, dass alles, was du dir wünschst, möglich ist.*
- *verstehen, dass das Anahata Chakra im Herzen als Zentrum für Mitgefühl und Liebe dient und eine Balance zwischen Körper und Geist bietet.*
- *»Expandern« erkennen – Menschen, die bereits das verwirklicht haben, was du anstrebst, und die dir als Inspirationsquelle dienen.*

- *nach Expandern Ausschau halten und sie mehr und mehr in dein Leben bringen, um ihre Gesellschaft zu suchen.*
- *erkennen, dass die Menschen in deinem Leben den aktuellen Stand deines Selbstwertgefühls widerspiegeln und inspirierende Beziehungen positive Auswirkungen auf deine Manifestation haben.*
- *ein Gefühl der Wertigkeit entwickeln, um zu akzeptieren, dass du allem, was du dir von Herzen wünschst, auch würdig bist.*
- *verstehen, dass die Öffnung der Körpervorderseite dich bei deiner Manifestation unterstützt, weil sie dein Blickfeld erweitert und Weite im Körper als Möglichkeit etabliert.*
- *erkennen, dass Erinnerungen die Zukunft beeinflussen können und du durch einen Perspektivenwechsel neue Möglichkeiten schaffen kannst.*
- *die Fülle-Atmung und die Camel-Position (Ushtrasana) praktizieren, um dein Herz zu öffnen und Raum für neue Erfahrungen zu schaffen.*
- *die Wichtigkeit des gegenwärtigen Moments erkennen und lernen, wie du deinen Fokus neu ausrichten kannst, um deine Realität zu gestalten und deinen Blick für neue Möglichkeiten zu schärfen.*

Wenn du die Checkliste nicht vollständig abhaken kannst, bleibe noch eine Weile bei diesem Chakra und wiederhole die ME-YOGA-Praxis so lange, bis du dich bereit für den nächsten Schritt fühlst.

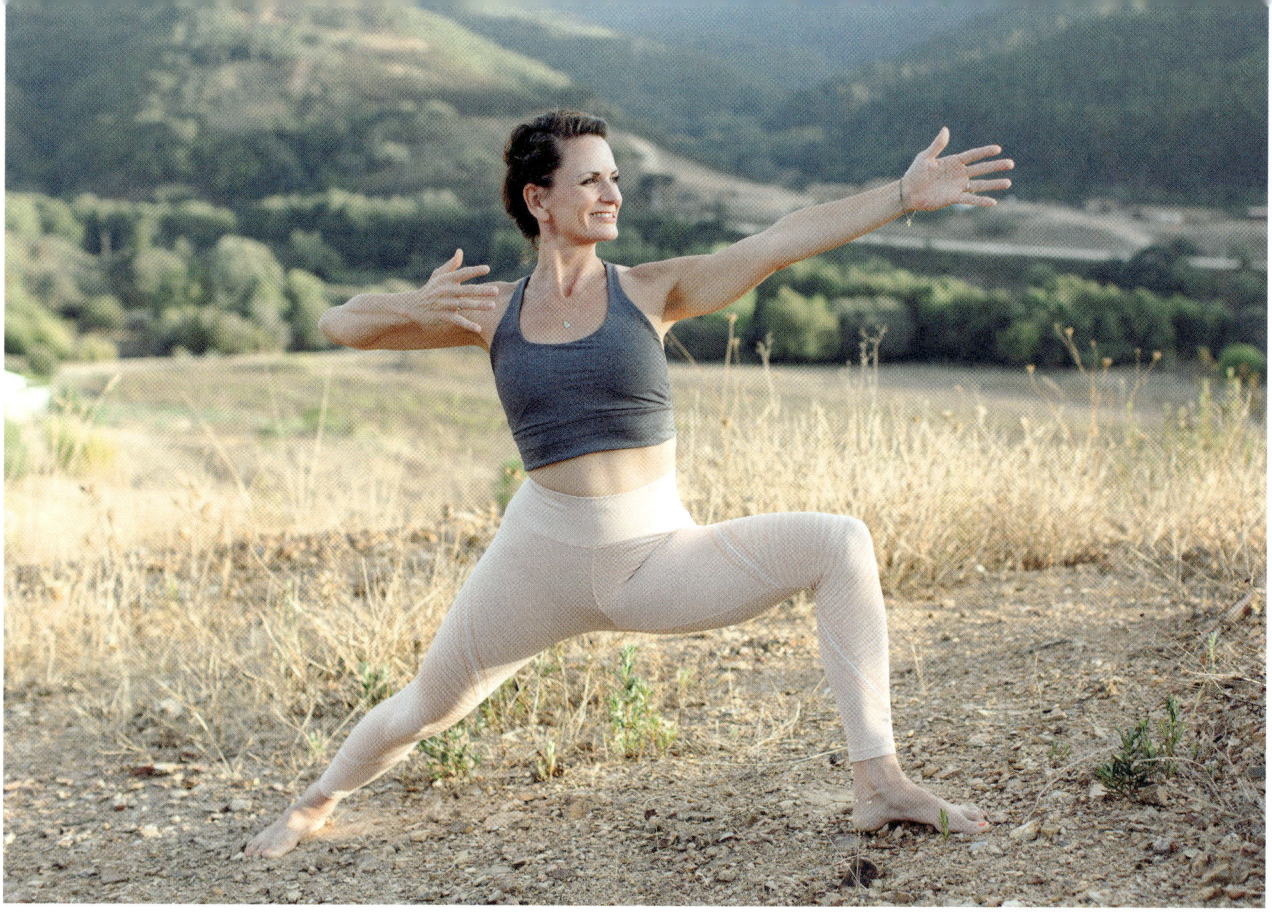

10. KAPITEL

DU MACHST DIE DINGE NEU.

Spüre deine Transformation und handle dementsprechend

VERORTUNG: VISHUDDHA CHAKRA

Wir haben die Mitte der Chakren überschritten und wagen uns nun höher hinaus. Die oberen Chakren symbolisieren die feinen, subtilen, spirituellen Qualitäten. Der Sitz des Vishuddha Chakra ist die Mitte der Halswirbelsäule. Wir können es uns als eine Art Brücke vorstellen oder auch ein Nadelöhr zwischen Körper und Geist. Herrscht keine Kohärenz zwischen unserem Handeln und unserem Denken, ist das Kehlchakra blockiert. Was wir sagen, entspricht nicht unserem wahren Empfinden und unserem Herzen. Für die Manifestation ist Visuddha Chakra essenziell. Wie wir Worte benutzen, ist ausschlaggebend für unsere Visionen. Worte haben im Vergleich zu Gedanken eine höhere energetische Dichte. Einmal ausgesprochen, können sie nicht zurückgenommen werden. Eine Manifestation ist im ursprünglichen Sinne eine Gestaltwerdung von etwas, was vorher gestaltlos war. Man könnte sagen, dass ein Gedanke physische Form annimmt. Auf dem Weg dorthin sind Worte nötig. Sobald wir zum Beispiel jemanden von unserer Vision oder unserem Wunsch erzählen, wird dieser konkreter und formt sich. In einem meiner Lieblingsbücher, »Die unendliche Geschichte« von Michael Ende, einer wunderschönen Manifestationsgeschichte nicht nur für Kinder, geht es darum, dass Bastian, die Hauptfigur, am Ende seiner Heldenreise an einen Punkt kommt, wo er »Phantasien« durch seine Fantasie neu erschaffen darf. Dabei handelt es sich um eine Parallelwelt, in der alles existiert, was wir Menschen uns vorstellen können. Alles ist möglich, essenziell ist jedoch, dass Bastian jede Idee benennt, da nur im Bewusstsein Platz nehmen kann, was einen Namen trägt.

Über unsere Worte erkennen wir, wo gegebenenfalls noch eigene Schattenaspekte sind, wir also unsere Vision noch nicht mit unserem ganzen Wesen einnehmen. Ob und wie wir unsere Worte nutzen, entscheidet maßgeblich darüber, ob wir Erfolg haben oder nicht.

> *»Through sound and vibration, the throat chakra gives form to our thoughts and ideas, carrying them into the world. This is where manifestation begins, as our intentions take shape through words.«*
>
> **ANODEA JUDITH**[23]

Kommunikation ist eine der größten Herausforderungen in allen zwischenmenschlichen Beziehungen. Jeder von uns möchte eigentlich »nur« gehört und in seinen Bedürfnissen verstanden werden. Dennoch scheitern wir. Über das zu sprechen, was uns wirklich wichtig ist, über unsere tiefsten Gefühle und Ängste zu reden, ist etwas, was den meisten Menschen schwerfällt. Die einen tendieren dazu, sich hinter vielen leeren Worten zu verstecken, die anderen ziehen sich gleich ganz zurück. Warum ist es so schwierig, die eigene Wahrheit auszusprechen? Wenn wir unsere Gefühle klar äußern, zeigen wir uns verletzlich. Das kann Angst machen. Dennoch, sich verletzlich zu zeigen, ist die beste Möglichkeit, tiefe und echte Verbindungen herzustellen. Wenn wir es schaffen, unsere Gefühle für unser Gegenüber transparent und wertschätzend zu formulieren, wird dies immer belohnt. In erster Linie aber fühlt es sich bestärkend für uns selbst an. Hier kann das Gegenüber andocken und wird selbst inspiriert, Masken fallen zu lassen und die eigenen Gefühle zu reflektieren. Dies ist auch einer der Gründe, warum Journaling so ein großer Aspekt dieses Prozesses ist. Es sortiert unsere diffusen und flüchtigen Gedanken. Aufgeschrieben ist die Energie der Worte noch dichter als ausgesprochen, da sie über längere Zeit Bestand haben. Dies zeigt sich zum Beispiel in Verträgen jeglicher Form.

ZIELFÜHRENDES HANDELN

Nun bist du in deinem Manifestationszyklus schon so weit vorangekommen, dass sich deine Handlungen und vor allem deine Kommunikation bestimmt schon auf ganz natürliche Art und Weise verändert haben. Dies ist untermauert von deinem Vertrauen in den Prozess, deinem neuen Selbstwert und deiner gesamten Frequenz, die sich erhöht und verdichtet hat. Du bist jetzt bereit, Entscheidungen zu treffen, die dich deiner Manifestation näherbringen. Dazu gehört die Fähigkeit, Grenzen zu setzen und Nein zu Optionen zu sagen, die nicht dem entsprechen, was du dir wünschst. Du lässt dich nicht mehr von deinen Ängsten steuern, sondern hast die Ressourcen aufgebaut, ihnen zu begegnen. Du sprichst deutlich und klar deine Wahrheit aus, auch wenn das Konsequenzen hat. Du weißt jetzt, dass du alles verdienst, was du dir wünschst. Deine Handlungen spiegeln nun sowohl dein Vorhaben als auch deine Authentizität und Werte wider. Wenn du den Prozess bis hierher konsequent gegangen bist, beginnt im wahrsten Sinne des Wortes eine neue Ära in deinem Leben. Glückwunsch! Gut gemacht!!! Lass uns die verschiedenen Formen des ausgerichteten Handelns genauer anschauen:

> *»Your thoughts and words create your reality. The clearer you are about what you want, and the more aligned your daily actions are with your words, the more effectively you will manifest.«*
>
> **BRENDON BURCHARD**[24]

DER ANGST BEGEGNEN

Angst ist etwas, das uns einschränkt und kleinmacht. Wir spüren die Auswirkungen im Körper: Enge in der Brust, ein Knoten im Bauch oder Atemnot. Obwohl Angst niemals eine gute Entscheidungshilfe ist, lassen wir uns oftmals von ihr leiten. Doch jetzt bist du bereit zu erkennen, wann Angst dein treibender Motor ist und dich nicht länger limitieren darf.

Es gibt kaum eine kraftvollere Methode, etwas Positives anzuziehen, als wenn du mutig etwas tust, das außerhalb deiner Komfortzone liegt. Das Überwinden von Angst ist eine effektive Manifestationsmethode, die dir neues Potenzial eröffnet. Achtung: Hierbei sind keine unvernünftigen Entscheidungen gemeint, etwa dass du deinen Hauptjob aufgibst, ohne eine solide Grundlage für etwas Neues geschaffen zu haben, oder deine Wohnung kündigst, bevor du eine adäquate Unterkunft gefunden hast.

Der Angst zu begegnen bedeutet, neue Möglichkeiten und Räume zu erkunden. Wähle die Wege, die sich öffnend und aufregend anfühlen – obwohl sie dir gleichzeitig Angst machen, weil du dich anstrengen und aus deiner Komfortzone herausbewegen musst. Indem du diese Herausforderungen annimmst, öffnest du die Tür zu persönlichem Wachstum und erfüllenden Erfahrungen. Ich verspreche dir nicht zu viel, wenn ich sage, dass man etwas gegen Ängste machen kann und dass dieser Prozess dich dabei unterstützen wird, dass Ängste eine immer kleinere Rolle in deinem Leben spielen werden. Ängste und Sorgen sind auch Teil meiner Vergangenheit, und mittlerweile kann ich stolz darauf zurückblicken und sehen, wie sehr meine Yogapraxis mich unterstützt hat, mich ihnen zu stellen und sie aufzulösen.

GRENZEN SETZEN

Dies ist mein persönliches Wachstumsfeld. Grenzen zu setzen, ist ein wahnsinnig spannender Prozess, der dir viel über dich beibringen kann und der deine Manifestation begünstigt. Gerade wenn du dazu neigst, es allen recht machen zu wollen, wenn es dir wichtig ist, gemocht zu werden, wenn du dich leicht in abhängige Beziehungen zu anderen begibst, kannst du dir sicher sein, dass du ein Thema damit hast, dich abzugrenzen. Selbst wenn der Begriff noch neu für dich ist, vertraue mir: Es ist an der Zeit, »Nein« zu den Dingen zu sagen, die dich klein halten. Denk daran: Das Universum spiegelt dir stets das wider, was du unbewusst projizierst – das, was du für wertvoll hältst und wofür du Platz geschaffen hast.

Jede Erfahrung, sei es eine Beziehung, ein Job oder eine Gelegenheit, bietet die Chance zur Veränderung. Wenn du dich jedoch nur auf positives Denken konzentrierst und die Herausforderungen ignorierst, verpasst du die Möglichkeit, zu wachsen. Stell dich der Reibung, die dir begegnet, und grabe tiefer, um die Wurzeln deiner Blockaden zu erkennen. So kannst du deinen Selbstwert steigern und bessere Dinge in dein Leben ziehen.

Nachdem ich erkannt hatte, dass ich Schwierigkeiten habe, Grenzen zu setzen, begab ich mich auf die Suche nach der Wurzel dieser Blockierung. Natürlich fand ich sie in meiner Kindheit. Als tief verwurzelter Glaubenssatz stellte sich heraus: Wenn ich eine Grenze setze, könnte ich alles verlieren, was ich habe.

Diese Überzeugung stammt aus einer alten Erfahrung und hat dazu geführt, dass ich Verhaltensweisen akzeptiere, die für mich nicht akzeptabel sind. Es hat lange gedauert, dies klar zu erkennen, und es ist immer noch ein fortwährender Prozess. Mittlerweile experimentiere ich damit, kleinere Grenzen zu setzen und die Auswirkungen aufmerksam zu beobachten. So kann mein Unterbewusstsein lernen: Eine gesetzte Grenze bedeutet nicht, dass ich alles verliere. Im Gegenteil, ich ziehe sogar das an, was ich mir wünsche.

Grenzen setzen ist demnach eine kraftvolle Art, dem Universum und den Menschen um dich herum deinen Wert zu kommunizieren. »Gute Zäune machen gute Nachbarn« ist eine Weisheit, die auch für deine Beziehung zu dir selbst gilt. Grenzen schaffen den Raum, den deine Manifestationen brauchen, um sich zu entfalten.

Eine Grenze ist eine klare Linie, die du ziehst, um die Bedürfnisse deines authentischen Selbst zu respektieren. Sie kann physisch, emotional oder energetisch sein. Wenn dein persönlicher Raum verletzt wird oder deine Bedürfnisse nicht respektiert werden, ist es an der Zeit, eine Grenze zu setzen. Hierbei spielt auch das Wort »Nein« eine wichtige Rolle. Es ist das mächtigste Wort, wenn es um deine Manifestation geht. Wenn du nicht länger zu allem »Ja und Amen« sagst, obwohl es dir nicht gefällt oder du es nicht willst, hältst du die Latte hoch und bleibst bei deiner Wahrheit.

Durch Grenzen und das Wort »Nein« zeigst du dem Universum deinen gesteigerten Selbstwert. Sie verdeutlichen, wer du geworden bist, und ziehen unweigerlich neue Situationen und Menschen in dein Leben. Grenzen sind wahnsinnig sexy und magnetisch, sie machen dich unwiderstehlich für das, was du dir wünschst.

JOURNAL PROMPTS: DEIN VERHALTEN IM FOKUS

In diesem Kapitel lade ich dich ein, dein Verhalten ehrlich und ungeschönt zu betrachten. Diese Reflexion kann dir wertvolle Einsichten schenken und dich auf deinem Weg unterstützen. Nimm dir Zeit für jede Frage und schreibe auf, was dir in den Sinn kommt:

- **Womit »verschwendest« du deine Zeit?**
  Denke über die Aktivitäten nach, die dir nicht wirklich Freude bereiten oder dich nicht weiterbringen. Was hindert dich daran, produktiver zu sein?

- **Was hält dich davon ab, die Dinge zu tun, die du wirklich tun willst?**
  Überlege, welche äußeren oder inneren Faktoren dich davon abhalten, deinen Leidenschaften nachzugehen. Sind es Verpflichtungen, Ängste oder Glaubenssätze?

- **Welche Ängste oder Limitierungen halten dich zurück?**
  Identifiziere die Ängste, die dich blockieren. Ist es die Angst vor dem Scheitern oder vor dem Unbekannten oder vor der Ablehnung?

- **Wann hast du das letzte Mal trotz einer Angst gehandelt und wie hast du dich danach gefühlt?**

Erinnere dich an eine Situation, in der du deinen Ängsten die Stirn geboten hast. Was hast du gelernt und wie hat das deine Sichtweise verändert?

- **Gibt es Menschen in deinem Leben, die dich blockieren und deine Energie saugen?**
  Reflektiere über die Beziehungen in deinem Umfeld. Gibt es Menschen, die dir nicht guttun? Wie beeinflussen sie deine Energie und dein Verhalten? Warum behältst du sie dennoch in deinem Leben?

- **In welchen Lebensbereichen fällt es dir schwer, Grenzen zu setzen?**
  Denke über Situationen nach, in denen du Schwierigkeiten hast, deine Grenzen zu wahren. Wo fühlst du dich unwohl, wenn du Nein sagst?

- **Welche Themen oder Situationen sind für dich in der Kommunikation eine Herausforderung** (Konflikte, Intimität, Gehaltsverhandlungen, Vorträge ...)?
  Was sind die tieferen Gründe für diese Herausforderungen?

- **Wie zeigt sich das im Außen?** Kannst du eine Verbindung herstellen zwischen deinen Erkenntnissen aus der letzten Frage und deinen Einsichten aus dem bisherigen Prozess?

- Nimm dir Zeit, um deine Antworten zu analysieren und Muster zu erkennen. Gibt es Wiederholungen oder Themen, die dir besonders ins Auge fallen?

- Nutze diese Fragen, um dein Verhalten klarer zu verstehen und um die Schritte zu identifizieren, die du unternehmen möchtest, um dein Traumleben zu führen.

ME-YOGA-ÜBUNGSPRAXIS

Je weiter nach oben wir in unserem Entwicklungsprozess steigen, umso feinstofflicher wird auch die Yogapraxis. Nimm dir gerne die für dich wichtigen Hilfsmittel zur Hand, sodass du gut sitzen und gegebenenfalls deine Knie in der Asana höher lagern kannst.

ANKERSÄTZE

- Meine Worte sind Wahrheit, sie sind Ausdruck meiner Authentizität.
- Alles, was ich sage, manifestiert sich.

BREATHWORK »DIE LÖWENATMUNG«

Diese Atemarbeit ist extrem energetisierend. Sie wird dich dabei unterstützen, deine eigene Kraft zu finden, dein Durchsetzungsvermögen zu steigern und dich von Scham oder Scheu zu lösen. Blockaden hinsichtlich der Kommunikation eigener Grenzen werden aufgelöst.

- Komme in die Göttin-Haltung. Du kennst sie bereits aus der Arbeit mit dem zweiten Energiezentrum.
- Die Beine sind geöffnet und für den Moment gestreckt, die Zehen weisen in die gleiche Richtung, wie deine Knie. Lass deine Arme entspannt hängen, die Handflächen nach vorne gerichtet. Beginne, tief durch die Nase einzuatmen, und spüre, wie sich dein Bauch und Brustkorb heben. Halte den Atem einen Moment lang an, um die Stille und Verbindung zu deinem inneren Selbst zu genießen.
- Wenn du bereit bist, atme vollständig aus und lass dabei die Silbe »HA« erklingen. Verlängere die Ausatmung, so gut es geht, und dehne so den Sound aus. Spüre, wie die Vibration in deiner Kehle und im hinteren Gaumen pulsiert. Das HA ist Ausdruck deiner neuen Ausrichtung und deiner Manifestation.
- Strecke nun einatmend die Arme nach oben. Atme aus, beuge dabei die Beine, ziehe deine Arme kraftvoll neben die Schulter und töne wieder ein lautes »HA«, dabei strecke die Zunge raus.

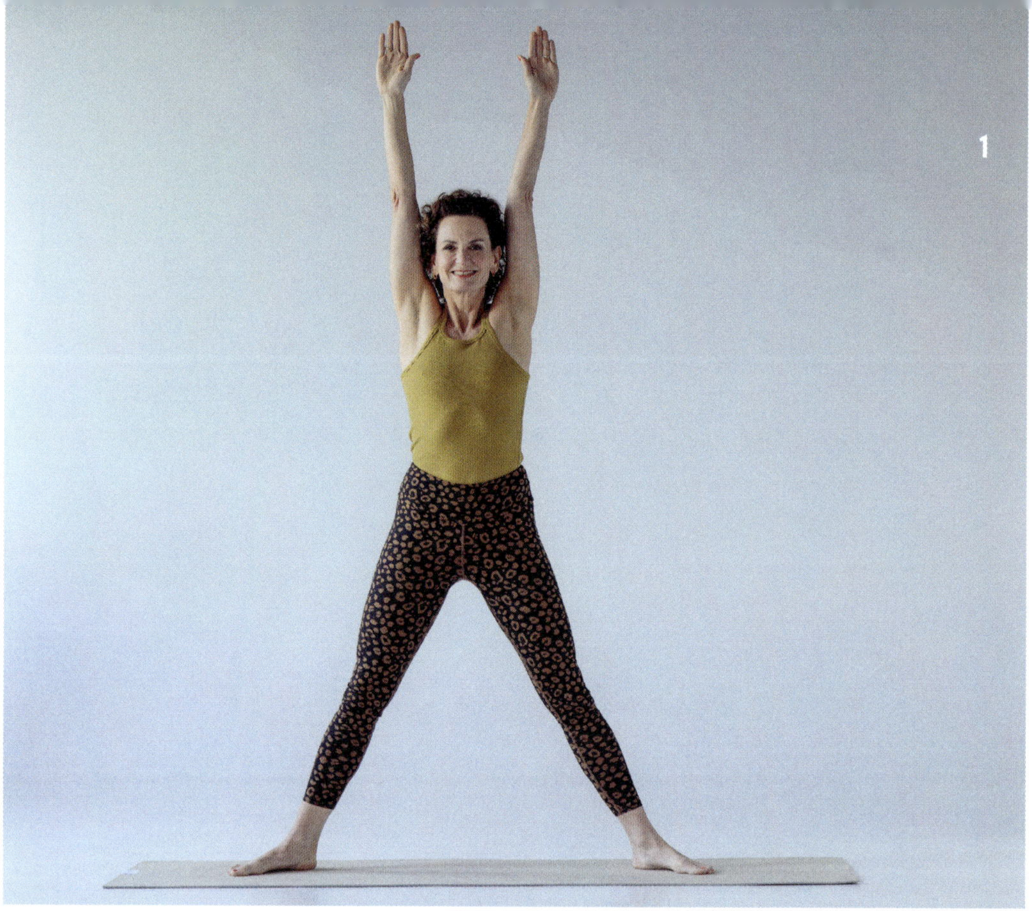

1

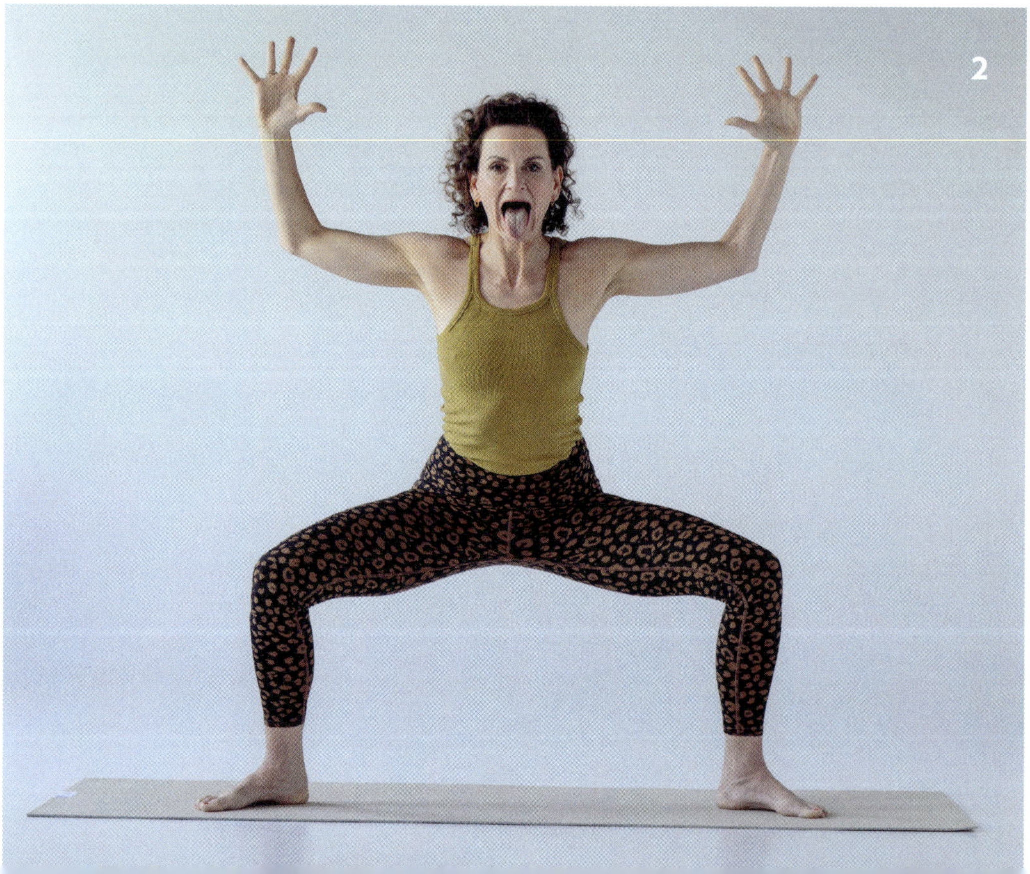

2

- Wiederhole die Löwenatmung mindestens achtmal, gerne bis zu einundzwanzigmal. Spüre, wie befreiend es ist, deiner Stimme so viel Wucht zu verleihen und dich ohne Scham und Scheu für alle hörbar zu machen.
- Halte nach der Übung inne und fühle, wie sie dein fünftes Chakra aktiviert hat. Du hast Raum geschaffen für deine innere Stimme. Eine klare und mutige Kommunikation kann entstehen. Das A in der Silbe »HA« steht für den Anfang, für dein neues Ich und dein neues Vorhaben.
- Fühle dich bereit, dieses Ziel offen zu kommunizieren und ins Handeln zu kommen.

ARCHETYP ASANA FÜR DAS FÜNFTE CHAKRA: LIEGENDER TWIST/JATHARA PARIVARTANASANA

Intensive Drehungen werden im Yoga in der Regel gegen Ende einer Asana-Praxis geübt, da sie einer gewissen Aufwärmung und Mobilisierung bedürfen. Du kannst den liegenden Twist natürlich auch einzeln üben, idealer wäre es jedoch, davor noch zwei, drei andere Asanas zu machen, denn der Gewebestoffwechsel kommt dann besser auf Touren, wodurch die Drehungen ihre volle Wirkung entfalten können. Auch die Entgiftung des Körpers wird angeregt, während gleichzeitig Spannungen, die sich aus deiner Asana-Praxis ergeben haben, gelöst werden. Zudem sind Drehungen wunderbar geeignet, um die Wirbelsäule nach tieferen Rückbeugen zu neutralisieren. Daher eignet sich diese Übung zum Beispiel gut nach dem Kamel.

Jathara Parivartanasana wirkt sowohl entspannend als auch aktivierend auf das fünfte Chakra, Vishuddha, das Zentrum deiner Kommunikation und deines kreativen Ausdrucks. Durch die sanften Drehungen bekommst du die Möglichkeit, Blockaden zu lösen und so den Energiefluss vom Herzen zu den höheren Chakren zu gewährleisten.

- Lege dich mit ausgestreckten Beinen in Rückenlage auf deine Yogamatte und strecke deine Arme weit zur Seite aus, die Handflächen dabei nach unten gerichtet. Beuge dein rechtes Bein an und setze den rechten Fuß an der Innenseite des linken Oberschenkels ab. Drücke deine Arme und Schultern fest auf den Boden, während dein Fuß Kontakt zum Oberschenkel hält.

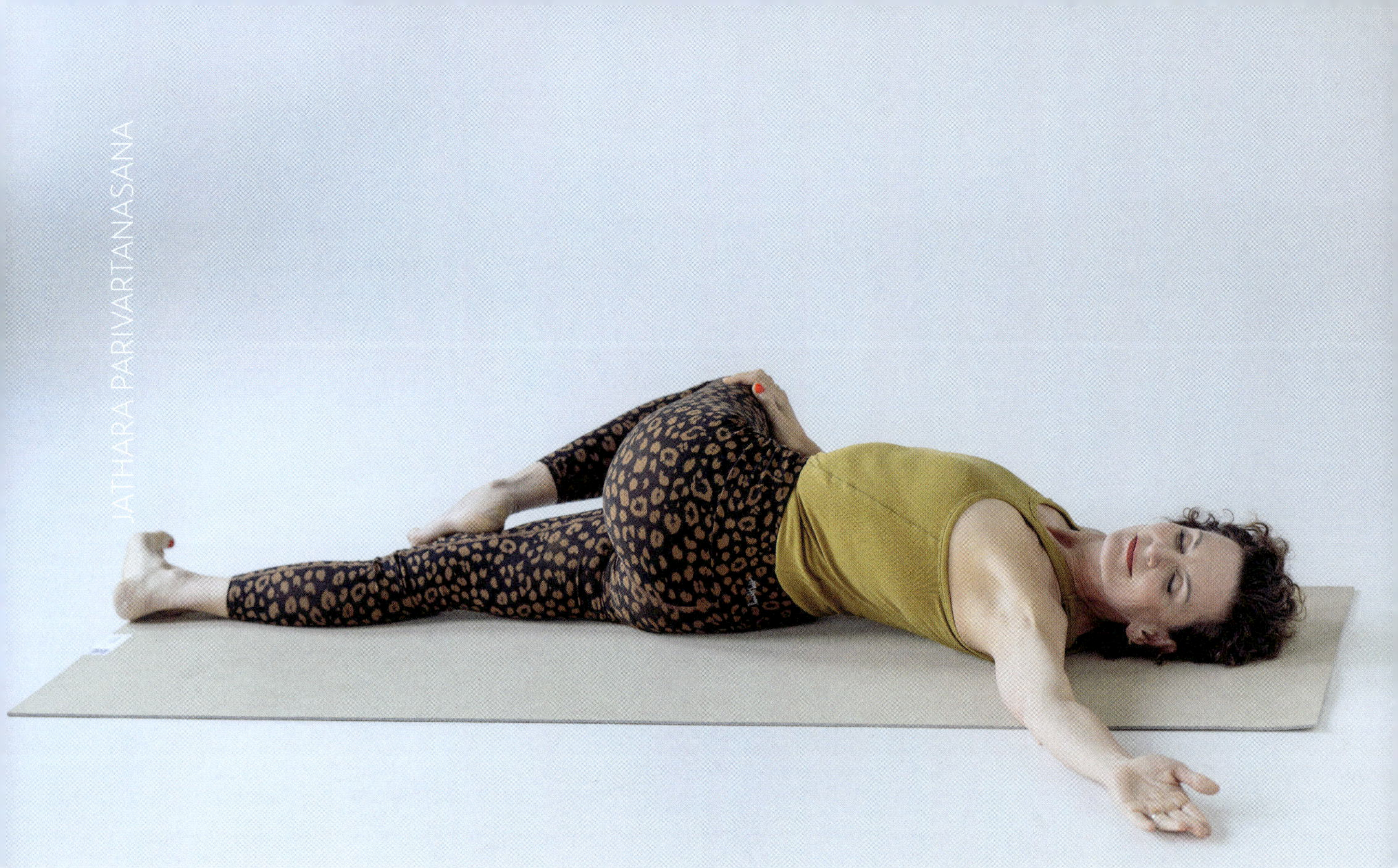

- Ziehe nun das rechte Knie nach links, sodass sich die rechte Beckenseite vom Boden löst. Achte darauf, nur so weit nach links zu gehen, wie deine rechte Schulter den Kontakt zum Boden halten kann.
- Hebe einatmend deinen Kopf an und drehe ihn während des Ausatmens nach rechts. Lege deinen Kopf sanft ab und atme tief ein und aus, während du für mindestens 30 Sekunden in dieser Position verweilst. Diese Zeit ist kostbar, um die Vibrationen des Vishuddha Chakras zu spüren und deiner Kommunikation und Kreativität Ausdruck zu verleihen.
- Bevor du die Stellung verlässt, hebe deinen Kopf einatmend wieder an und drehe ihn zurück zur Mitte. Mithilfe deiner Bauchmuskeln drehst du nun auch dein Becken zurück zur Mitte, während du beide Beine wieder ausstreckst. Spüre nach und nimm die sanfte Erneuerung wahr.
- Wechsle dann zur anderen Seite.

MEDITATION: ALIGNED ACTION

- Finde einen aufrechten Sitz und lass deinen Blick durch den Raum schweifen. Finde einen Gegenstand, der dir gefällt oder mit dem du schöne Erinnerungen verbindest. Nimm dir einen Moment, um die Schönheit dieses Objekts zu genießen.
- Schließe nun sanft deine Augen und beobachte, wie es sich anfühlt, etwas Wunderschönes im Außen wahrzunehmen. Kannst du das Gefühl von Schönheit auch in dir finden?
- Lege eine Hand auf dein Brustbein und die andere auf deinen Bauch. Spüre, wie sich dein Bauch sanft ausdehnt, während deine Brust sich hebt. Lass alles los, während du ausatmest. Wiederhole diesen Vorgang einige Male und halte nach jeder Ein- und Ausatmung einen Moment inne. Genieße die Ruhe und Entspannung, die sich in dir ausbreiten.
- Sobald du dich vollständig beruhigt und bei dir angekommen fühlst, erinnere dich an deine Manifestation. Was möchtest du in dein Leben ziehen? Stell dir dein Wunschleben so konkret wie möglich vor und spüre, wie sich dein Körper anfühlt, wenn deine Wünsche Wirklichkeit geworden sind.
- Bringe nun die Handlungen in den Vordergrund, die du unternehmen musst, um dein Ziel zu erreichen. Vielleicht ist es an der Zeit, eine Grenze zu setzen, deiner Angst die Stirn zu bieten oder deine Wahrheit auszusprechen. Vertraue dem, was sich zeigt, und werde dir klar über deine nächsten Schritte.
- Erlaube dir, die Blockaden zu erkennen, die dich daran hindern, das notwendige Verhalten für deine Manifestation zu zeigen. Kennst du diese Blockade bereits? Ist sie alt? Welcher limitierende Glaubenssatz steht dahinter?
- Wenn du den richtigen Satz gefunden hast, prüfe, ob du ihn in eine unterstützende Überzeugung umformulieren kannst. Du wirst spüren, wenn du bei dem für dich wichtigen und richtigen Satz gelandet bist. Lass dir solange Zeit und vertraue auf den Prozess.
- Sprich diese neue Überzeugung dreimal laut aus. Du kannst den Satz auch in deine Zellstruktur einklopfen: Kreuz deine Hände über deiner Brust und klopfe abwechselnd gleichmäßig mit der rechten und linken Hand, während du deine neue, stärkende Überzeugung wiederholst.

- Wie würde dein Verhalten ohne diese Blockade aussehen? Was wäre der richtige nächste Schritt für dich? Wie wäre dein Leben, wenn du diesen Schritt vollzogen hast? Du weißt, dass du kraftvoll genug bist, um diesen Schritt zu gehen. Lass alle negativen Anhaftungen, Ängste und Sorgen los und konzentriere dich auf die Essenz deiner Handlung und deiner Manifestation. Du bist genau die richtige Person, um diese Vision in die Welt zu bringen.
- Klopfe so lange weiter, bis du fühlst, dass du für den Moment alle Sorgen und Anhaftungen losgelassen hast. Fühle dich stark und bereit, für deine Sache loszugehen. Komme aus der Meditation, wenn du dich so weit fühlst.

Checkliste

Wenn du dieses Kapitel durchgearbeitet hast, solltest du:

- *die Bedeutung des Vishuddha Chakras verstehen und erkennen, wie wichtig es für deine Kommunikation und den Ausdruck deiner inneren Wahrheit ist.*
- *dir der Kraft deiner Worte bewusst sein und wissen, dass sie entscheidend für die Manifestation deiner Wünsche sind.*
- *die Notwendigkeit erkannt haben, Grenzen zu setzen und »Nein« zu sagen, um deine Bedürfnisse zu respektieren und deine Wünsche zu manifestieren.*
- *ein Bewusstsein für deine individuellen Blockaden und Ängste entwickelt haben und in der Lage sein, diese zu identifizieren sowie Strategien zu ihrer Überwindung zu finden.*

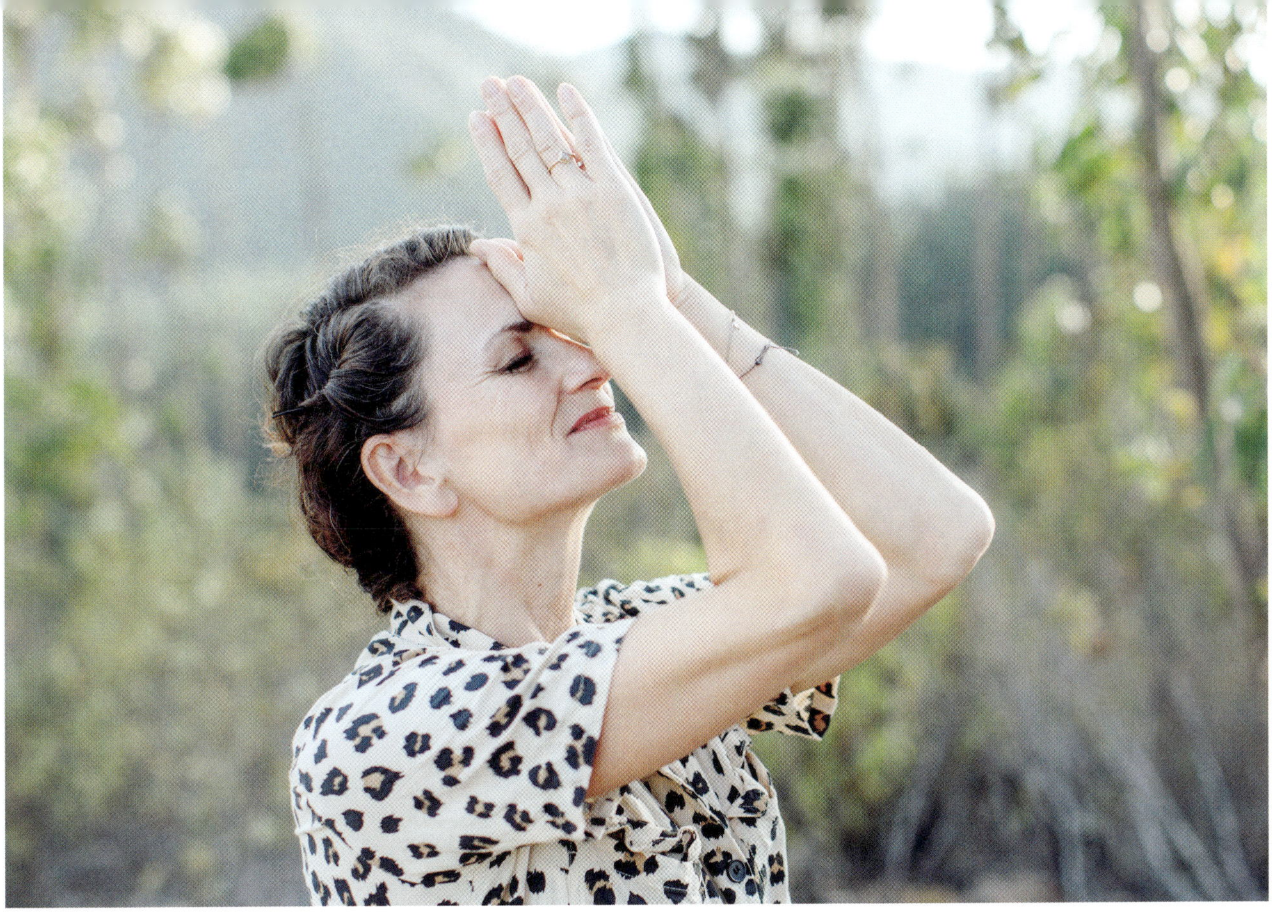

11. KAPITEL

DU BIST DER RESONANZPUNKT FÜR DEINE VISIONEN.

Ziehe neue Dinge und Möglichkeiten in dein Leben und integriere alles, was du bisher erreicht hast

VERORTUNG: AJNA CHAKRA

Du spürst nun deutlich, dass sich etwas in deinem Leben verändert hat. Jetzt ist es an der Zeit, das, was du dir hart erarbeitet hast, zu integrieren. Alles wird etwas gemächlicher, denn der aktivste Teil deines Manifestationszyklus ist vorbei. Dies spiegelt sich vor allem in deiner ME-YOGA-Praxis wider. Durch Breathwork, Asana und Meditation verankerst du das, was du erreicht hast, und öffnest dich deiner Intuition – der großen Kraft hinter dem dritten Auge. Das Ajna Chakra befindet sich zwischen den Augenbrauen und steht für Erkenntnis, Intuition und klares Sehen.

> *»The third eye chakra is where intuition and insight reside. Trusting your inner guidance is essential for effective manifestation.«*
>
> **ANODEA JUDITH**[25]

Intuition ist etwas Empfangendes; sie ist nicht aktiv. Wir suchen nicht unter verschiedenen Optionen nach der richtigen Lösung. Stattdessen wissen wir genau, was unser nächster Schritt ist. Intuition kann auch als Eingebung übersetzt werden, was erklärt, warum sie den oberen Energiezentren, insbesondere dem dritten Auge, zugeschrieben wird. Um an deine Intuition anzudocken, muss die Verbindung zur Quelle stabil sein – ähnlich einem offenen Kanal. Du musst still und empfänglich genug sein, um die Informationen wahrzunehmen.

Wenn dies der Fall ist, fühlen wir uns sicher und im besten Sinne des Wortes geführt. Unsicherheiten und Zweifel schwinden, und wir gewinnen Vertrauen in den Fluss des Lebens sowie in unsere Rolle im Gesamtgefüge. Wir nehmen weder uns selbst zu wichtig, noch empfinden wir unsere Existenz als sinnlos. Wir finden einfach unseren Platz.

Intuition, die Stimme des dritten Auges, agiert im Einklang mit deiner Manifestation. Wenn du eine Eingebung erhältst, kannst du dir sicher sein, dass dies der richtige nächste Schritt ist. Deine Eingebungen sind wundervolle Botschaften, die sowohl mit deiner Seele als auch mit der kollektiven Intelligenz in Verbindung stehen. Deine Intuition spricht die Wahrheit, du kannst dich auf sie verlassen.

Je besser unsere Verbindung zur Intuition wird, desto mehr Impulse erhalten wir. Sind wir jedoch zu beschäftigt oder in unseren Sorgen verstrickt, um die Stimme unserer Intuition zu hören, kann es zu einem »Impuls-Stau« kommen, und die Verbindung zu unserer Seele sowie zur Weltenseele ist gekappt. Wir fühlen uns dann überfordert, alleine, und Entscheidungen fallen zunehmend schwerer. Umso wichtiger ist es, sich immer aufs Neue mit der eigenen Seele zu verbinden und an das höhere Bewusstsein anzudocken.

Um unserer Intuition folgen zu können, ist es essenziell, dass wir sie von anderen Stimmen unterscheiden lernen. Zu Beginn kann dies eine echte Herausforderung sein. Oftmals ertappe ich mich dabei, zu denken, dass es meine Intuition sei, die mir zuflüstert, dass heute ein guter Tag für einen zweiten Kaffee sei. Doch wenn ich genauer hinspüre, erkenne ich, dass es sich bei dieser Stimme in meinem Kopf nur um einen vertrauten Teil von mir handelt, der sich nach den Zeiten sehnt, als ich grundsätzlich zwei oder mehr Tassen am Tag genoss. Das hat nichts mit Intuition zu tun, sondern mit Gewohnheit und fördert auch nicht das Gute in mir.

Anhand dieser Checkliste kannst du deine Intuition klarer erkennen:

- Du hast ein entspanntes Gefühl im Körper: Es gibt keinen Adrenalinstoß, kein nervöses Kribbeln im Magen, sondern du empfindest eher eine sanfte Ruhe.
- Es herrscht kein Gefühl von Eile: Du empfindest keinen Druck oder Zwang dahinter, du fühlst dich gelassen und gleichzeitig bereit für den nächsten Schritt.
- Du erhältst eine überraschende Einsicht: Intuition kann oft unlogisch oder nicht rational nachvollziehbar erscheinen.
- Du empfindest innere Gewissheit: In dir gibt es eine Instanz, die weiß, dass das, was du fühlst, richtig ist. Du fühlst dich klar.

Wenn du diese Signale erkennst, bist du auf einem richtig guten Weg!

Sollte sich das für dich immer noch vage anhören, keine Sorge. Wir üben das in der Meditation zu diesem Kapitel. Einmal verstanden, wird es ganz leicht. Wenn du die Übungen und die Meditation über einen längeren Zeitraum praktizierst, wirst du immer mehr Eingebungen empfangen, sie als solche erkennen und ihnen gemäß handeln. So entsteht eine wechselseitige Vertrauensbasis, und dein Leben gerät in einen harmonischen Flow.

JOURNAL PROMPTS

- Wie kommuniziert deine Intuition mit dir? Welche Sinne aktiviert sie – Wissen, Sehen, Hören, Fühlen oder Riechen?
- Wann hattest du das letzte Mal eine ganz klare Intuition und bist ihr gefolgt?
- Glaubst du an Zeichen und Synchronizitäten? Kannst du sie in deinem Leben beobachten?
- Gibt es momentan eine Eingebung, der du folgen solltest?

Diese kurzen Fragen sollen dich dabei unterstützen, deine Intuition besser kennenzulernen und zu orten. Nimm dir ausreichend Zeit für die Antworten und vervollständige sie immer dann, wenn deine Intuition zu dir spricht.

ME-YOGA-ÜBUNGSPRAXIS

In dieser Übungseinheit gibt es eine sehr intensive Haltung, welche die Körperrückseite dehnt. Gerne kannst du andere Haltungen, die du aus den vorherigen Kapiteln kennst, zur Vorbereitung üben.

ANKERSATZ

- Ich folge jedem Impuls meiner Seele, so empfange ich sofort meine Manifestation.

BREATHWORK »NADI SHODHANA – DEIN WEG ZUR HELLSICHTIGKEIT«

Nadi Shodhana ist eine faszinierende Atemübung aus der Hatha-Yoga-Tradition, die dich nahezu mühelos mit deiner inneren Stimme verbindet. Die Praktiken zur Kontrolle des Atems sind im Yoga unter dem Begriff Pranayama zusammengefasst. Dieser Name vereint zwei scheinbar gegensätzliche, doch sich wunderbar ergänzende Konzepte. »Prana« steht für die Lebensenergie, die in jedem von uns fließt, während »Yama« für Einschränkung oder Kontrolle steht. Das Besondere daran ist das Präfix »A«, denn Ayama bedeutet das Gegenteil von Yama und impliziert eine Ausdehnung des Prana. Pranayama kann demnach sowohl als Kontrolle als auch als Erweiterung der Lebensenergie verstanden werden.

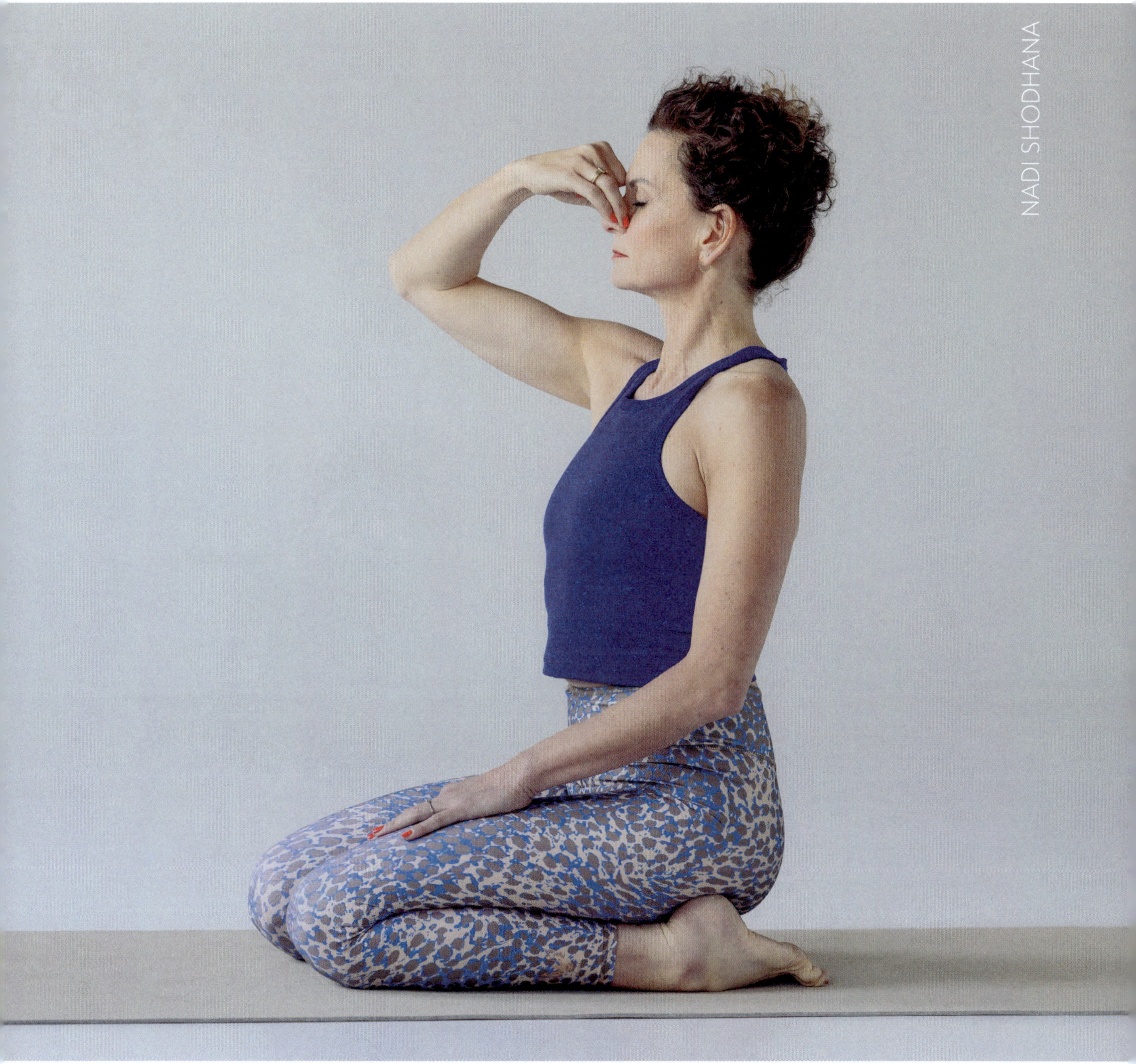
NADI SHODHANA

So können wir sagen, dass wir durch die Kontrolle unseres Atems die Möglichkeit haben, unsere energetische Frequenz langfristig anzuheben. Nadi Shodhana im Speziellen reinigt die Energiebahnen, die sogenannten Nadis. In der Yogapraxis richten wir unser Augenmerk besonders auf drei dieser energetischen Kanäle: Ida, Pingala und Sushumna.

Ida und Pingala umschlingen Sushumna, welche in der Mitte des Rumpfes verläuft. Erinnert dich das an etwas? Richtig! Sushumna ist der Kanal, auf dem die Chakras liegen (genau dort, wo Ida, Pingala und Sushumna sich kreuzen), und demnach der Highway für unsere Manifestation. Diese bewusstseinserweiternde Reise der Energie von unten nach oben erreicht ihren Höhepunkt im dritten Auge. Hier findet die finale Vereinigung der drei Energiekanäle statt, und genau hier entfaltet die Atemübung ihre kraftvolle Wirkung, indem sie deine Intuition stärkt und dich mit der Fähigkeit des »Hellsehens« verbindet.

Vielleicht klingt das etwas esoterisch, doch es ist lediglich eine Verfeinerung von Qualitäten, die in jedem Menschen angelegt sind – in unterschiedlichem Maße. Durch Präsenz, eine genaue Beobachtungsgabe und das Vertrauen in deine eigene Intuition kannst du klarer sehen, was bisher für dich unsichtbar war. Also, nichts wie los:

- Setze dich bequem hin, mit aufrechter Wirbelsäule und entspannten Schultern. Schließe die Augen und atme tief ein, um dich zu zentrieren.
- Bringe deine rechte Hand an deine Nase, den Daumen an das rechte Nasenloch und den Ring- und kleinen Finger an das linke. Falte die übrig gebliebenen Finger nach innen. Achte dabei darauf, dass dein Kopf zentriert über der Mitte des Brustkorbes bleibt und der Brustkorb mittig über deinem Becken. So optimierst du den Fluss von Prana entlang deiner Mitte.
- Beginne mit dem rechten Daumen, schließe das rechte Nasenloch etwas oberhalb des Nasenflügels mit sanftem Druck und atme langsam durch das linke ein. Wechsle die Seite, indem du das linke Nasenloch mit dem Ringfinger schließt, das rechte öffnest und sanft ausatmest.
- Wiederhole diesen Prozess und atme durch das rechte Nasenloch ein, schließe es und atme durch das linke Nasenloch aus. Übe diese Technik für einige Minuten und spüre, wie sich deine Intuition klärt und vertieft.

ARCHETYP ASANA FÜR DAS SECHSTE CHAKRA: PASCHIMOTTANASANA

Paschimottanasana, die Vorbeuge zur Öffnung der Körperrückseite, ist eine kraftvolle Übung, die, richtig praktiziert, die gesamte Rückseite deines Körpers – von den Fußsohlen bis zum Schädel – öffnet. Viele Yogapraktizierende glauben, dass sie diese Übung unbedingt mit gestreckten Beinen ausführen müssen, was oft zu einem gestauchten Rücken führt, in dem die Energie nicht frei fließen kann. Beuge also gerne deine Beine und wähle gegebenenfalls einen erhöhten Sitz auf einer gefalteten Decke. Ein höherer Sitz unterstützt dich dabei, die Schwerkraft zu deinem Vorteil zu nutzen, weshalb stehende Vorbeugen in der Regel einfacher sind als sitzende.

Indem du deine Beine beugst, kannst du dein Becken aufrichten und die Kippung des Beckens in die Vorbeuge vermeiden. Dies ist das Ziel bei dieser Variante der Haltung.

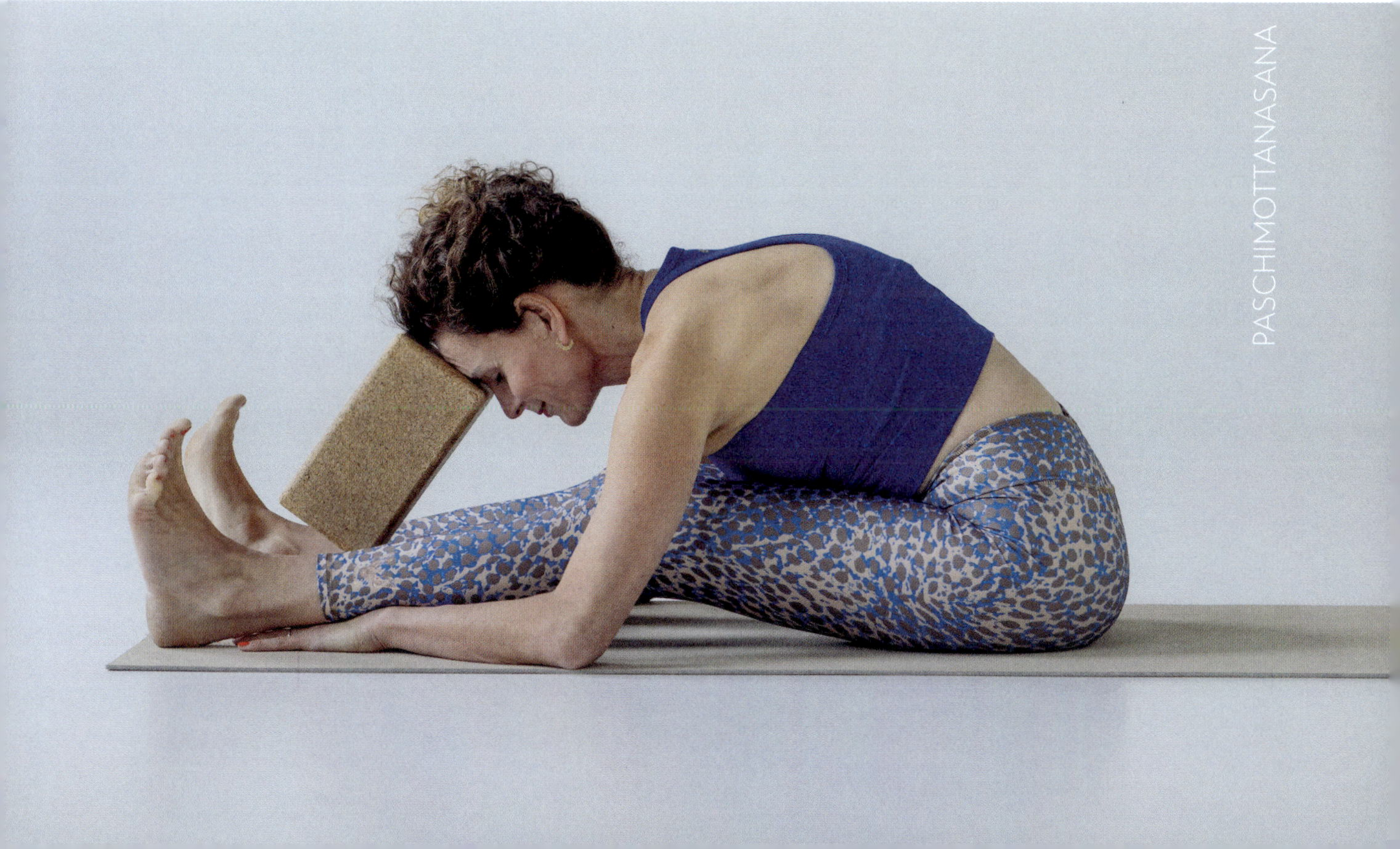

- Bevor du in die Asana kommst, ist es wichtig, die richtige Ausgangsposition mit aufgerichtetem Becken zu finden. Von dort aus ziehe die Bauchdecke sanft nach oben lang und beuge dich zunächst mit geradem Rücken nach vorne.
- An deiner Endposition angekommen, rundest du sanft die Wirbelsäule und lässt Schultern und Nacken los. Die Kurve entspricht nun der gleichmäßigen Beugung, die du eventuell aus der Kindeshaltung kennst.
- Um dein drittes Auge optimal zu aktivieren, lege eine Unterlage unter deine Stirn. So kann sich der präfrontale Kortex, der vordere Teil deines Gehirns, der oft mit Alltagsaufgaben beschäftigt ist, entspannen. Dies öffnet den Raum für deine Hellsichtigkeit und fördert deine Intuition.
- Verweile gerne für zwei volle Minuten in dieser Haltung. Dies ist anfangs sehr lang, aber vertraue mir, die volle Wirkung entfaltet sich erst über die Zeit. Nimm dir dann ein paar Momente, um Wirbel für Wirbel aus der Position zu kommen, und spüre die klare und erfrischende Wirkung im Brust- und Kopfraum.

> *»When you allow the universal force to move through you, you can easily receive signs and guidance. Maybe you begin to hear songs, receive messages from friends and even sense intuitive guidance from your inner voice of wisdom. This divine guidance comes fast when you allow.«*
>
> **GABRIELLE BERNSTEIN**[26]

MEDITATION FÜR MEHR INTUITION UND URVERTRAUEN

- Schaue sanft nach oben zu deinem dritten Auge. Atme tief ein und halte den Atem für einen Moment – spüre die aufsteigende Energie. Atme nun aus und lass die Entspannung sanft in deine Augen fließen. Erlaube dir, die Augen noch mehr zu entspannen, als könntest du sie ein zweites Mal schließen.
- Scanne deinen Körper und entdecke, wo sich eventuell Spannungen verstecken. Lass alle überflüssige Anspannung los – du verdienst es, leicht und frei zu sein.
- Denke jetzt an eine Wahrheit, die für dich zu 100 Prozent stimmig ist. Vielleicht ein Satz wie »Ich liebe meine Kinder« oder etwas ganz Individuelles, das in dei-

nem Herzen resoniert. Spüre, wie sich diese Wahrheit in deinem Körper anfühlt. Benenne die Empfindungen: Vielleicht ist es ein warmes Gefühl in der Brust, eine sanfte Entspannung im Bauch oder ein weites Gefühl im Becken. Lass diese Wahrheit in dir aufblühen.

- Denke nun an etwas, das für dich keinesfalls der Wahrheit entspricht, wie »Ich liebe es, bei Regen zu zelten« – ein Satz, der nicht mit deinem inneren Selbst übereinstimmt. Beobachte, wie sich diese Unwahrheit in deinem Körper anfühlt. Benenne die Empfindungen: Fühlt es sich vielleicht unruhig im Bauch an, eng in der Brust oder irgendwo anders? Vertraue intensiven Gefühlen, die dich durchströmen.
- Lass all diese Gedanken los und entspanne erneut deinen Körper. Rolle sanft die Schultern zurück, lockere deinen Kiefer und tue alles, was sich intuitiv gut anfühlt. Nun führe dir deine Manifestation vor Augen. Stell dir vor, wie du deine Vision lebst, und male deine Zukunft in leuchtenden Farben aus.
- Jetzt frage deine Intuition: »Was braucht es, damit meine Manifestation in mein Leben tritt?« Spüre nach, ob die innere Stimme, die du wahrnimmst, wirklich deine Intuition ist. Wenn ja, wirst du die angenehmen Gefühle der Wahrheit in dir spüren.
- Lass dich von deiner Intuition leiten und sieh klar, was es braucht, um deine Manifestation zu leben. Nimm dir für diesen Prozess etwas Zeit. Lass alle Bilder und Gedanken in deinen Herzraum und deinen Bauch sinken. Fülle dein ganzes Sein mit diesen stärkenden Gedanken und lebendigen Bildern. Du bist nun bereit, deine Träume zu verwirklichen.

Checkliste

Wenn du dieses Kapitel durchgearbeitet hast, solltest du:

- *ein tieferes Verständnis entwickelt haben, wie deine Intuition funktioniert und wie sie dir als Leitfaden für persönliche Entscheidungen dient.*
- *wissen, wie das Ajna Chakra, dein drittes Auge, mit Wahrnehmung, Einsicht und dem Prozess der Manifestation verbunden ist.*

- *durch Breathwork, Asanas und Meditationen Werkzeuge erlernt haben, um deine Intuition zu stärken.*
- *in der Lage sein, klare Impulse zu erkennen und zu unterscheiden, was deine Intuition von anderen mentalen Stimmen ist.*
- *Methoden gefunden haben, um dein inneres Selbst zu nähren und noch mehr Vertrauen in deine Fähigkeiten zur Manifestation zu gewinnen.*

Wenn du die Checkliste nicht vollständig abhaken kannst, bleibe noch eine Weile bei diesem Chakra und wiederhole die ME-YOGA-Praxis so lange, bis du dich bereit für den nächsten Schritt fühlst.

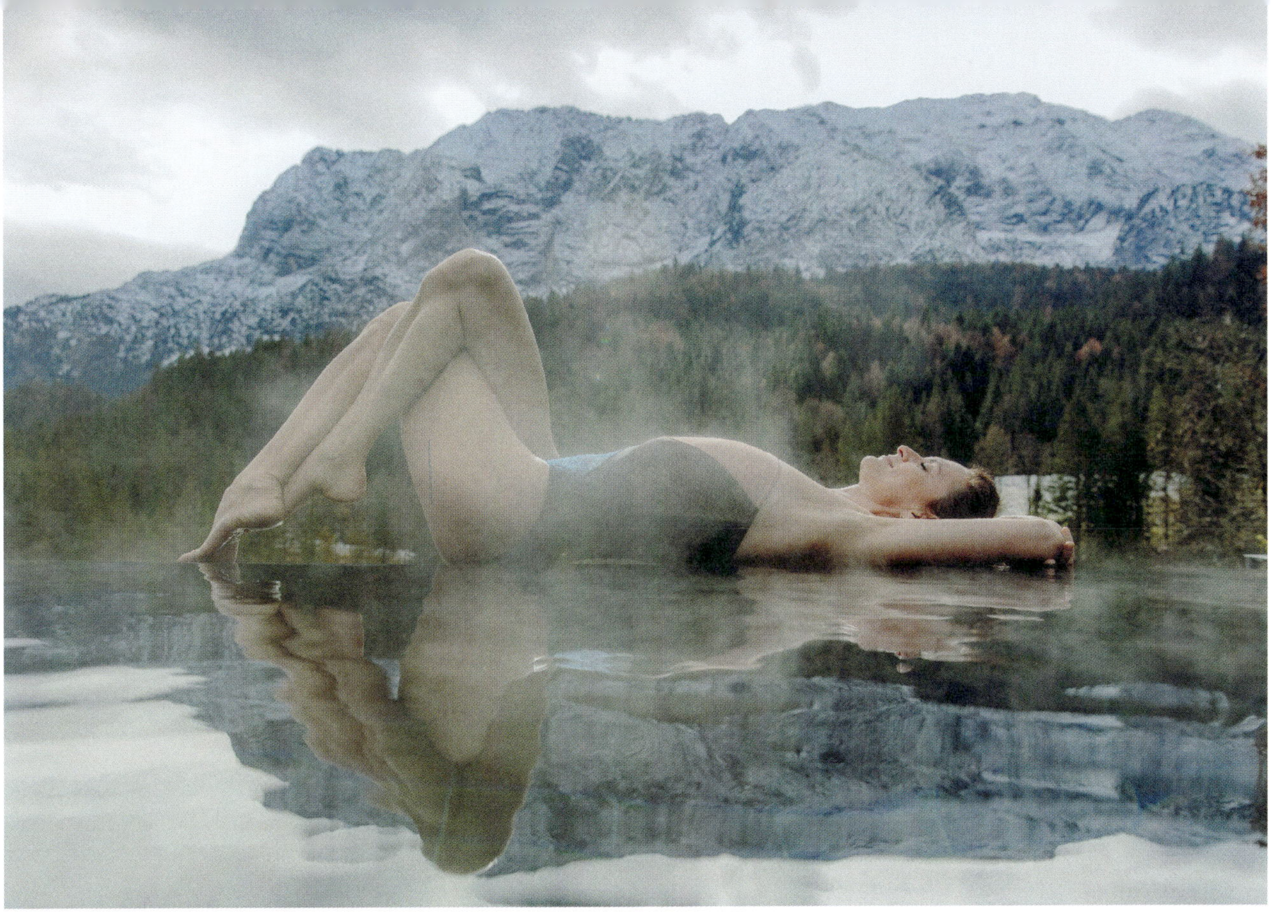

12. KAPITEL

DIE ZELEBRIERUNG.

Genieße die Früchte deiner Manifestation und entspanne dich – deine Arbeit ist getan

VERORTUNG: SAHASRARA CHAKRA

Das Sahasrara Chakra wird oft als der tausendblättrige Lotus beschrieben und befindet sich am Kronenpunkt des Kopfes, direkt über dem Scheitel. Die Zahl »Tausend« steht dabei für Unendlichkeit. Der Lotus ist ein Symbol für die in jedem Menschen innewohnende Fähigkeit zur Transformation. Die Blume hat ihre Wurzeln im Schlamm, bahnt sich ihren Weg durch die Dunkelheit und entfaltet dort ihre wunderschöne Blüte. Die geöffnete Blüte symbolisiert die Manifestation erleuchteten Bewusstseins.

Auch du hast dich in den letzten Wochen oder Monaten nach oben entwickelt. Du bist die Leiter der Chakren hochgeklettert und hast mutig all die nötigen Schritte bis hierher unternommen. Es ist vollbracht. Der geöffnete und wunderschöne Lotus ist das Bild deines neuen Bewusstseins, deiner neuen Frequenz und Manifestationskraft.

> *»The crown chakra connects you to the universe and your higher self. Through this connection, you can manifest your highest purpose.«*
>
> **DEEPAK CHOPRA**[27]

Während ich diese Zeilen schreibe, liege ich entspannt auf meinem Bett, das eine angenehme Rückenstütze bietet. Ein Gefühl von Ruhe und leichter Erschöpfung erfüllt mich; schließlich liegen Monate des Schaffens und Kreierens hinter mir. Das Schreiben dieses Buches und das parallel stattfindende Branding meiner Yogamarke ME YOGA sind nichts anderes als ein Manifestationsprozess par excellence. Was einst in mir wie eine Fata Morgana wirkte – das Gefühl, dass mein Wirken als Coach und Yogalehrerin untrennbar miteinander verbunden sind und dass es einen Weg geben wird, beides zu verbinden –, hat nun unter dem Dach von ME YOGA eine konkrete Gestalt angenommen.

Diese Yogapraxis vereint alles, was ich in den letzten Jahren gelernt und erfahren habe, und bietet eine Plattform, in der Körperarbeit, Philosophie und persönliche Entwicklung auf wunderbare Weise zusammenfließen. Einer der wertvollsten Tipps, den mir je ein Lehrer gegeben hat, war, auf eine Weise zu unterrichten, wie ich es mir selbst wünschen würde. Und genau das lebe ich. Wenn ich Yoga praktiziere, möchte ich, dass es in die Tiefe geht, mein Innerstes berührt und das Gute in mir fördert.

Yoga ist mein Werkzeug, um mich zu entdecken, zu verstehen und zu lieben. Für mein Schaffen ist es mir wichtig, mich in meinem Körper wohlzufühlen, ihn immer wieder neu zu erfahren und die inneren Räume zu öffnen, die zuvor verschlossen waren. Ich weiß nun, dass mein Körper Antworten auf alle Fragen hat und dass ich am besten zuerst in meinem Inneren suche, unabhängig davon, was ich mir wünsche. Es fühlt sich großartig an, dabei eine klare Struktur in petto zu haben, eine Art Fahrplan, den ich Schritt für Schritt nachvollziehen kann. Vinyasa Krama, die fließende Abfolge von Asanas in Verbindung von Atem und Bewegung, ist das Ziel jeder Yogapraxis. Der ME-YOGA-Manfestationszyklus ist gelebtes Vinyasa Krama, ein intelligenter, schrittweiser Aufbau hin zu einem gewählten Ziel, den man immer wieder aufs Neue durchlaufen kann, bei jedem neuen Ziel, das man sich steckt.

Aber zurück zu meinem Bett und der Entspannung: Nachdem ich nun diese Zeilen geschrieben habe, werde ich meinen Laptop schließen und einfach den Moment genießen. Ob dieses Buch gut verkauft wird oder nicht, ist momentan ungewiss. Dennoch ist für mich der größte Teil der Arbeit getan, und es ist an der Zeit, dies wertzuschätzen und zu zelebrieren.

Oft fällt es uns schwer, den Abschluss einer Sache zu feiern, während wir uns bereits Gedanken um das nächste Projekt machen und ungeduldig auf den Fortschritt warten. Doch so funktioniert ein kreativer Zyklus nicht. Es ist wichtig, nach getaner Arbeit Raum für Müßiggang zu schaffen, denn sonst riskieren wir, unsere schöpferische Fähigkeit zu verlieren. Wenn du das Gefühl hast, von deiner schöpferischen Kraft abgeschnitten zu sein, kann das ein Zeichen dafür sein, dass du eine Pause brauchst.

> *»Your relationship with yourself sets the tone for every relationship you have, including your relationship with abundance and success.«*
>
> **MARK GROVES**[28]

In dieser Pause ist es entscheidend, dass du dich bewusst für das, was du vollbracht hast, feierst. Jahrelang habe ich einen der größten Yoga-Kongresse in Deutschland organisiert, und bei unserer jährlichen Abschlusszeremonie wurden mein Geschäftspartner und ich für unsere Arbeit mit Lob überschüttet. Hunderte strahlende Menschen bedankten sich bei uns für »The Heart Conference«, wie die eingeladenen Lehrer unseren Kongress getauft hatten. Die Energie und die positiven Vibes an diesen Wochenenden kann man kaum beschreiben.

In den ersten Jahren fiel es mir jedoch schwer, diese Lobeshymnen und Dankesworte anzunehmen; manchmal hatte ich das Gefühl, niemanden mehr umarmen zu können. Nach dem Kongress stürzte ich oft in ein emotionales Loch, als sei ich von diesem hohen Energielevel heruntergefallen, zurück in den Alltag. Mittlerweile habe ich gelernt, mit solchen Situationen besser umzugehen. Ich nehme jede Umarmung mit, die ich bekommen kann, und es gibt kein Kompliment, das ich schmälern würde. Im Gegenteil: Ich nehme jedes Kompliment an und integriere es in mein System. So ist die Energiebalance wiederhergestellt. Wenn ich viel investiert habe, darf ich auch viel empfangen.

Wann immer ich ein intensives Event dieser Art organisiere, plane ich hinterher Zeit für mich ein. Ich gehe in den Wald, in die Sauna oder lasse mich massieren. So bleibe ich in meiner positiven Energie und finde schnell wieder zu meiner schöpferischen Kraft zurück. Genau darum geht es in diesem Kapitel. Du hast in den letzten Wochen intensiv an dir gearbeitet. Nun ist es Zeit, dies wertzuschätzen und darauf zu vertrauen, dass sich alles, was du angestoßen hast, bestens weiterentwickelt. Ich empfehle dir sogar, konkrete Bilder deiner Manifestation für die nächsten Tage loszulassen. So schaffst du Raum für das Unbekannte und vor allem für Wunder und Überraschung. Wer weiß, vielleicht kommt es noch viel besser, als du es dir überhaupt vorstellen kannst. Wie sagt Manifestations-Queen Gabby Bernstein so schön: »I take this, or even better«, was ich frei mit *»Ich nehme es an und bin offen für noch Besseres«* übersetzen würde.

DO LESS AND ATTRACT MORE

Da du nun ein Resonanzpunkt für deine Visionen bist, gilt es zu akzeptieren, dass gute Dinge auch ganz einfach in dein Leben treten können. Du musst dir nicht alles Gute »verdienen«, denn es kann auf natürliche Weise in dein Leben fließen – allein durch dein reines Sein. Vielleicht steht das im Widerspruch zu den Überzeugungen, mit denen du erzogen worden bist. Vielleicht bist du vertraut mit Sprüchen wie »Von nichts kommt nichts« oder »Das ist zu schön, um wahr zu sein«. Diese Sätze implizieren, dass Gutes nicht ohne Ende in unser Leben kommen kann, und vor allem, dass wir uns immer bemühen müssen, um etwas zu erreichen.

Jetzt ist jedoch der Moment gekommen, diese alten Glaubenssätze über Bord zu werfen. Manchmal darf es auch einfacher sein. Wenn Energie durch all deine Zentren fließt und du mit Mutter Erde und Vater Kosmos in Verbindung bist, darfst du in den Empfangsmodus kommen. Du hast die inneren Weichen auf Erfolg umgestellt, nun ist Erntezeit. Dies bedeutet, dass der letzte Teil des Manifestationszyklus vor allem von deiner inneren Haltung abhängt. Feiere dich selbst! Du hast Großartiges geleistet, und das, was du erreicht hast, ist nicht zu unterschätzen. Nimm dir daher Raum und Zeit, diesen Prozess gebührend abzuschließen. In der Stille öffnet sich der Raum, in dem du empfangen kannst. Genau darum geht es jetzt: Empfangsmodus. Statt all deine mentale, körperliche und emotionale Energie aktiv Richtung Ziel zu lenken, lässt du jetzt los und empfängst, was zu dir kommen will. Erinnere dich daran, dass dein Manifestationsprozess ein großes Teamwork ist, zwischen dir, deinem Umfeld und der Quelle – tritt einfach einen Schritt zurück und vertraue darauf, dass die Dinge auch ohne dein aktives Zutun sich fügen, und zwar besser, als du es dir jemals erträumt hast!

Auf der Matte machen wir dies, indem wir uns dem Thema Licht zuwenden. Alles Schwere, Belastende fällt von uns ab. Im Alltag kann das bedeuten, dass du dir etwas gönnst, zum Beispiel eine schöne Massage, einen Tag mit Freunden in der Sauna, ein köstliches Essen ... etwas Besonderes, das für dich diesen Prozess abrundet. Auch wenn deine Manifestation noch nicht am Horizont aufgetaucht ist, bedeutet das nicht, dass der Prozess gescheitert ist. Im Gegenteil! Jetzt gilt es, dem Timing des großen Ganzen zu vertrauen und dich in deiner Strahlkraft zu genießen. Es ist alles getan. Hab Vertrauen in das göttliche Timing des Lebens. Auf das Universum ist Verlass. Es liefert immer und immer zur rechten Zeit. Während du atmest, geschieht nun das Wunder.

Du bist bereit, die Fülle zu empfangen, die dir zusteht!

ME-YOGA-ÜBUNGSPRAXIS

Nun ist es vollbracht, und mittlerweile bist du schon ein Yoga- und Manifestationsprofi. Dennoch, wenn dir die Asana dieses Kapitels noch zu herausfordernd ist, mache dir keinen Stress. Übe gerne alternativ den herabschauenden Hund. Oder aber bringe zwar die Krone des Kopfes zum Boden, bleibe jedoch noch mit den Füßen am Boden, bis du die Kraft und Beweglichkeit hast, dich richtig aus den Schultern herauszudrücken und den oberen Rücken gestreckt zu halten, während du die Beine näher zum Körper bringst. Alternativ kannst du die Füße an die Wand stellen, also in etwa im 90-Grad-Winkel.

ANKERSÄTZE

- Während ich atme, geschieht das Wunder.
- Ich bin der Resonanzpunkt für das große Empfangen.

BREATHWORK »LICHTATEM«

- Komme in einen aufrechten Stand. Deine Füße stehen schulterbreit, deine Arme hängen locker herab.
- Atme ein und ziehe die Arme nach oben **(1)**.
- Atme aus und schwinge in eine Vorbeuge, die Arme schwingst du dabei hinter den Rumpf und leicht nach oben **(2)**.
- Atme ein, richte dich auf und öffne die Arme zu den Seiten **(3)**.
- Atme aus und finde zurück in deine Ausgangsposition, indem du die Arme wieder sinken lässt.
- Kombiniere die Bewegungen mit einem pumpenden Atem durch die Nase. Die Übung ist schnell und dynamisch. Wiederhole den Ablauf mindestens 8-mal und maximal 21-mal. Spüre im Stand nach.

Der Lichtatem ist eine hoch transformative Übung, die das Kronenchakra direkt anspricht. Sie hebt die spirituelle Energie durch den Körper und öffnet Sahasrara, um universelle Energie zu empfangen. Sie bringt dein Licht zum Leuchten und fördert ein Gefühl von Einheit und Klarheit.

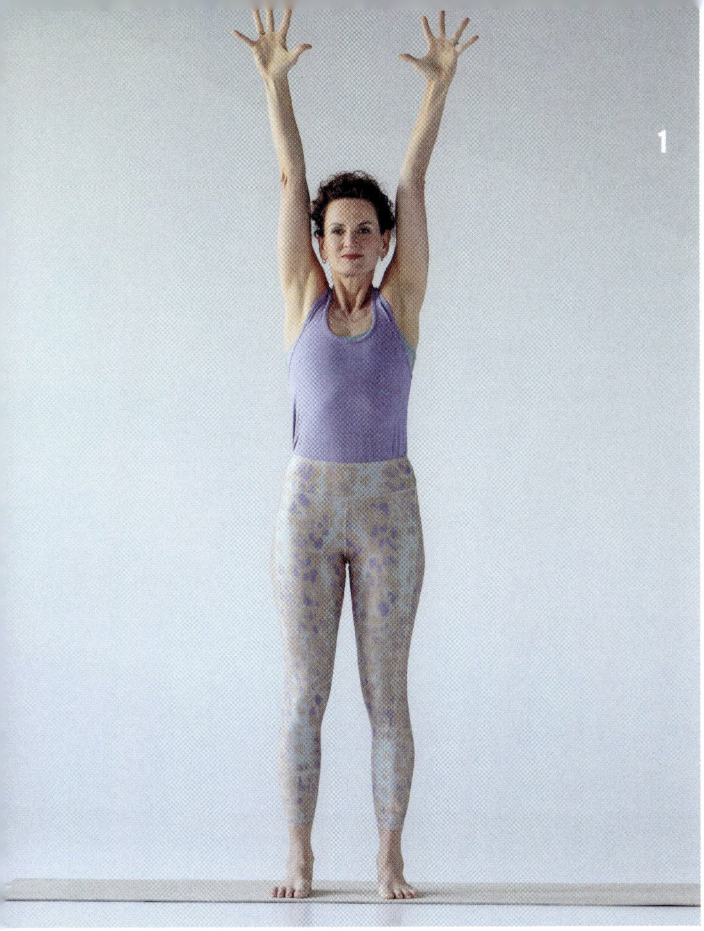
1

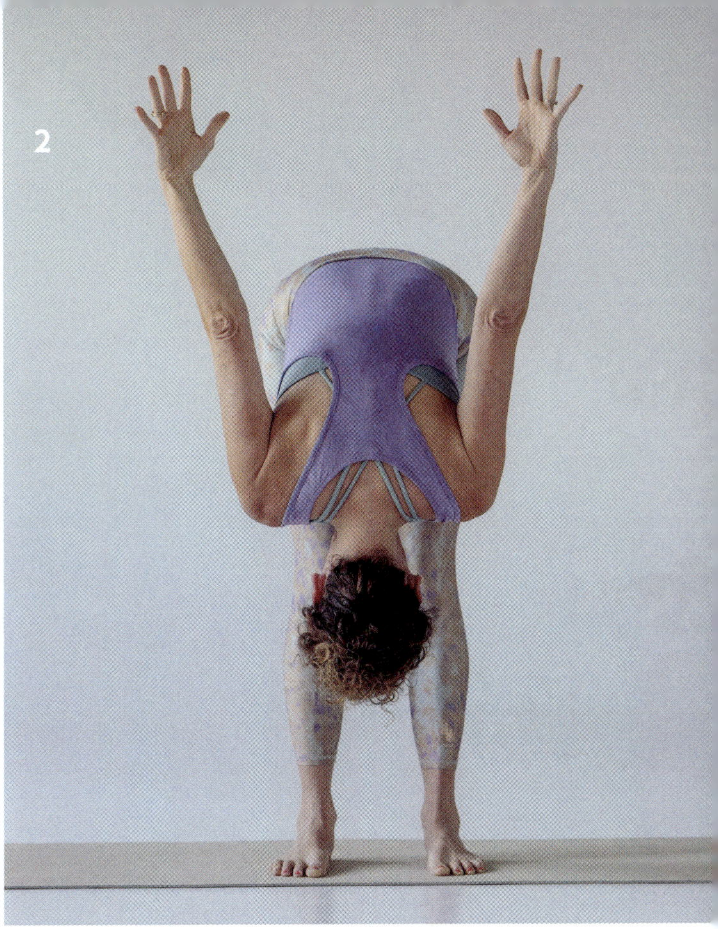
2

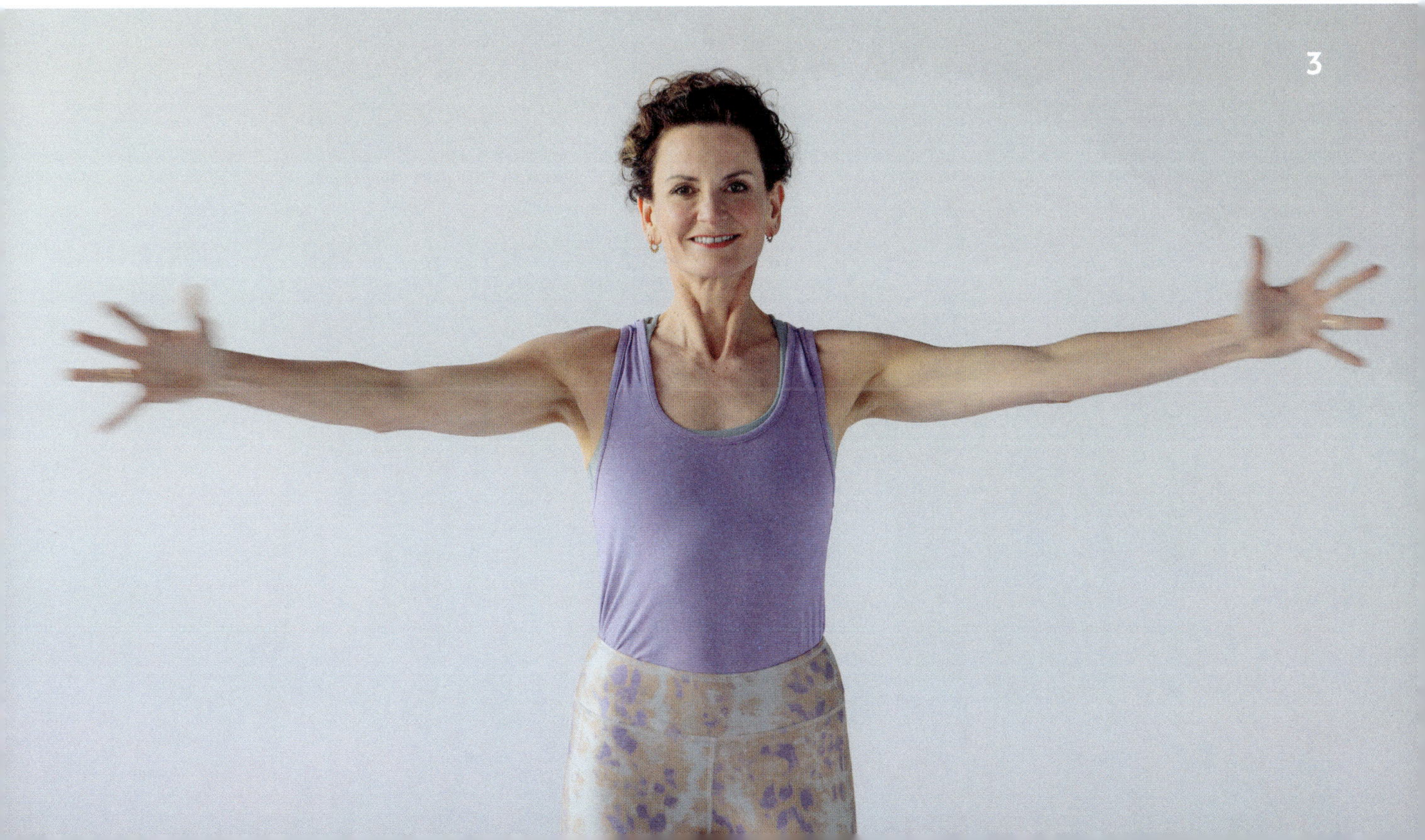
3

ARCHETYP ASANA FÜR DAS SIEBTE CHAKRA: KOPFSTAND

Der Kopfstand, bekannt als »Shirshasana«, gilt als der »König der Asanas«. Diese Position drückt nicht nur Balance und Stärke aus, sondern auch eine tief gehende Verbindung zu deinem Kronenchakra, dem Zentrum deiner spirituellen Erkenntnis und Intuition. Du hast den Manifestationsprozess vollbracht – jetzt ist es an der Zeit, die Früchte deiner Arbeit zu genießen und die neue Energie, die dich umgibt, in vollen Zügen zu spüren.

- Beginne im Fersensitz und schließe die Augen. Spüre deinen Atem und lade dich mit der Energie deiner Intention auf. Fühle, wie du verwurzelt bist, und fühle gleichzeitig die Weite des Himmels über dir.
- Setze die Unterarme auf den Boden, die Hände greifen hinter den Kopf, sodass die Fingerspitzen den Hinterkopf berühren. Deine Unterarme bilden eine stabile Basis, die dich unterstützt. Setze den Scheitel deines Kopfes sanft auf den Boden und lasse das Gewicht gleichmäßig auf den Unterarmen ruhen. Achte darauf, dass dein Nacken entspannt bleibt, während du diese Position einnimmst **(1)**.
- Bringe die Füße näher an deinen Körper heran. Atme tief ein, während du kontrolliert und behutsam deine gebeugten Beine vom Boden abhebst. Bringe in einem ersten Schritt lediglich die Knie über dein Becken. So kannst du bleiben **(2)**.
- Nur wenn du dich absolut sicher und gehalten fühlst, lass deine Beine langsam nach oben wachsen, bis du in einer vertikalen Linie stehst **(3)**. Halte den Fokus auf deinem Kronenchakra, das nun weit geöffnet ist.

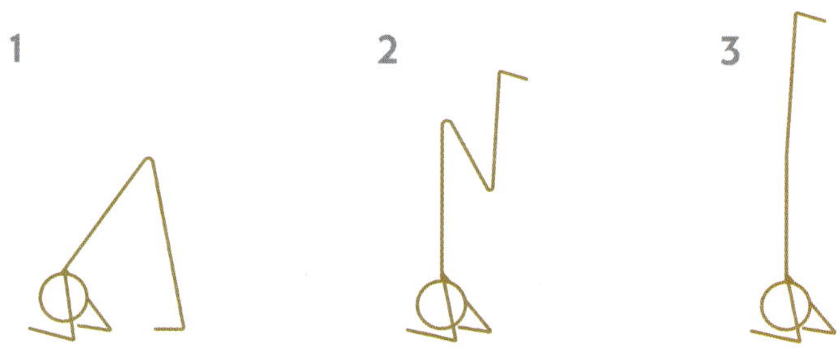

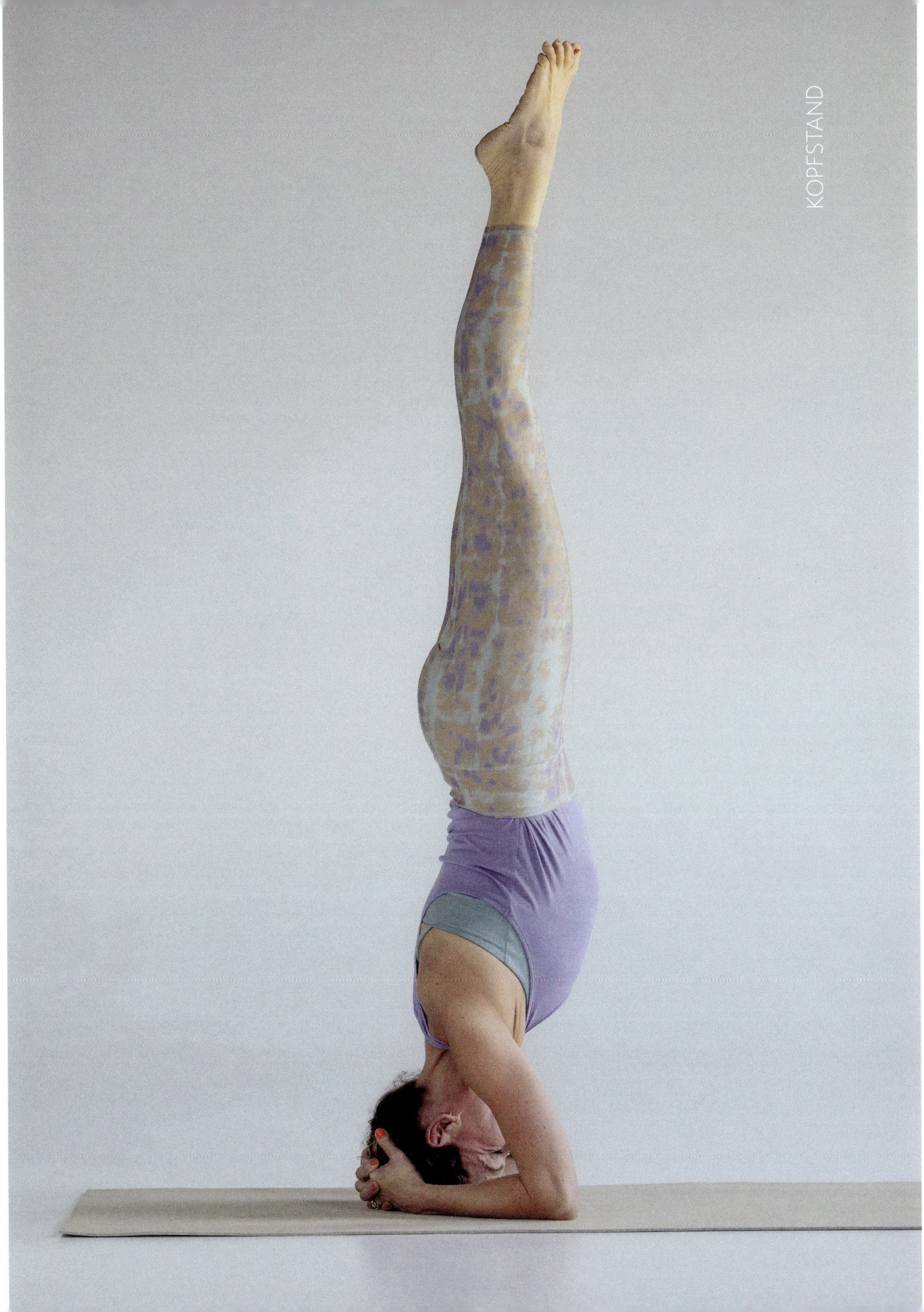

KOPFSTAND

- Während du in dieser Position verweilst, atme tief und gleichmäßig. Spüre, wie die Energie von deinen Füßen hinunterfließt, durch deinen ganzen Körper strömt und dich mit der Erde verbindet. Du bist nicht nur im Kopfstand, du bist im Fluss des Lebens.
- Bleibe für fünf bis zehn Atemzüge in dieser hellen und befreiten Position. Lass alle Gedanken los und genieße das Gefühl von Freiheit, das dich umgibt. Du hast die Früchte deines Schaffens erreicht.
- Wenn du bereit bist, bringe langsam deine Beine wieder zum Boden. Komme in die Kindeshaltung, der Kopf bleibt noch für einen Moment unter Herzhöhe. Rolle dich sanft aus der Position und komme zurück in den Fersensitz. Lass dir einen Augenblick Zeit, um zu spüren, wie die Energie deinen Körper durchströmt.

Der Kopfstand ist nicht nur eine körperliche Übung, sondern eine Reise zu dir selbst. Du bist die Schöpferin oder der Schöpfer deiner Wirklichkeit. Du bist nun bereit, das Leben in all seiner Pracht zu genießen. Vertraue dir und dem Prozess – die Welt steht dir offen!

MEDITATION: LICHTMEDITATION

- Begib dich in Shavasana. Diese Haltung heißt übersetzt »der Leichnam« oder auch die Totenstellung. Auf den ersten Blick mag dieser Begriff unschön klingen, da wir mit ihm oft einen schmerzvollen Verlust verbinden. Doch hier geht es darum, dich liebevoll von deinem alten Selbst zu verabschieden. Jedes Shavasana ist eine Möglichkeit der Auferstehung. Du machst die Dinge neu, weil du jetzt neu bist.
- Hinter dir liegt ein intensiver Prozess – du bist nicht mehr dieselbe Person. Erinnere dich daran, was du nicht mehr sein willst. Welche Eigenschaften, Denkweisen oder Muster möchtest du künftig sofort erkennen und unterlassen? Schenke dir Mitgefühl und Liebe für dein altes Selbst und lass los, was nicht mehr zu dir passt.
- Wende dich dann deiner Manifestation zu. Stell dir dein Leben in der Form vor, wie du es dir wünschst. Entspanne dich mehr und mehr – es ist alles getan. Ver-

binde dich mit deinem höheren Selbst, dem Teil in dir, der weise ist und mit dem großen Ganzen verbunden. Vielleicht siehst du in diesem Moment sogar, wie deine Manifestation in dein Leben kommen wird.

- Stell dir nun vor, dein gesamter Körper sei in wunderschönes, glitzerndes Licht getaucht. Dieses Licht berührt jede Zelle und verbindet alle Teile von dir zu einem harmonischen Ganzen. Alle Erfahrungen integrieren sich, und du erstrahlst in deiner ganzen Schönheit.
- Spüre Dankbarkeit für alles, was du in den letzten Wochen und Tagen über dich und dein Leben erfahren durftest. Welch ein Geschenk. Nun bist du bereit. Die Welt liegt dir zu Füßen. Du hast alles verdient, was du dir von Herzen wünschst.

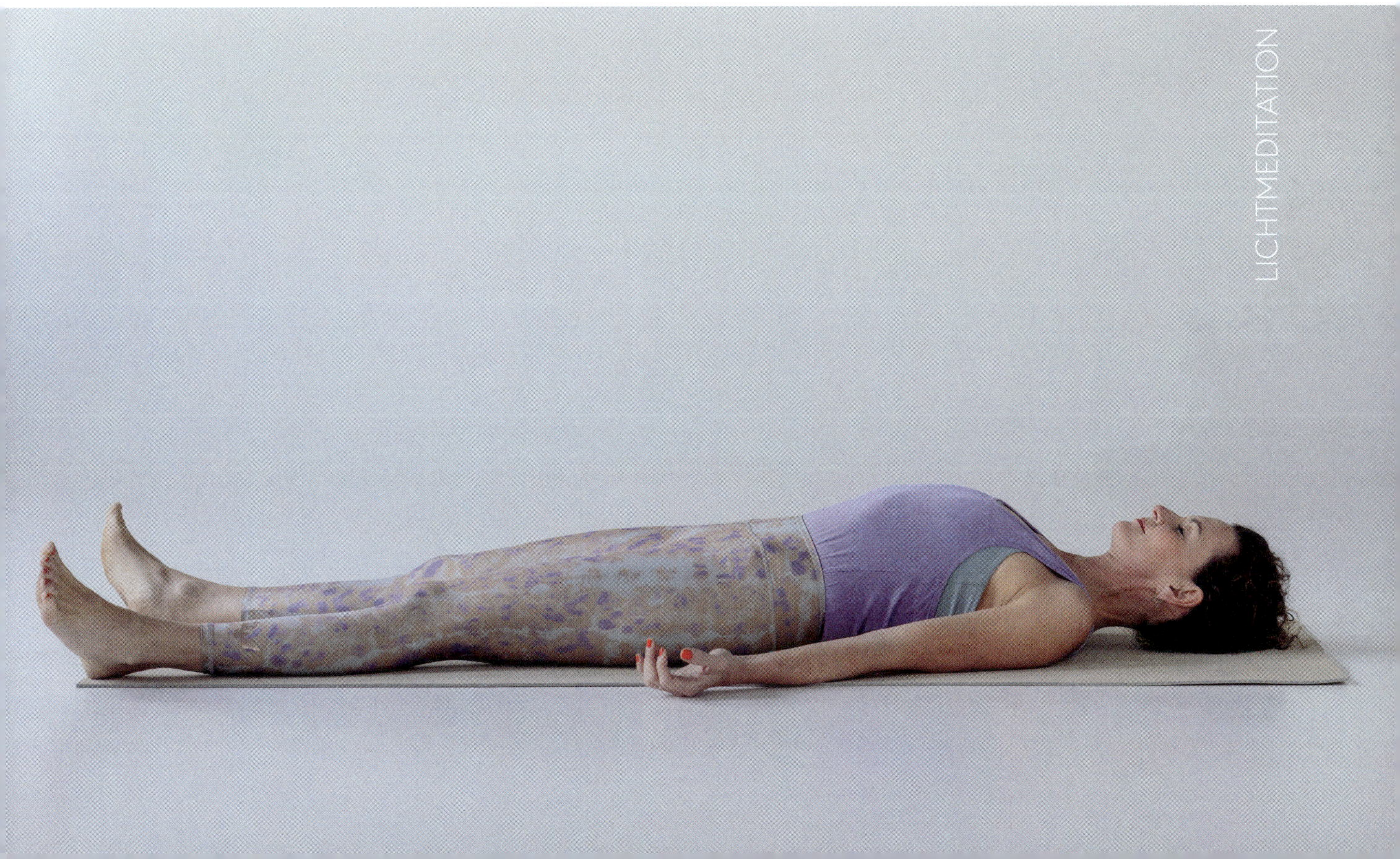

JOURNAL PROMPTS: ABSCHLUSSRITUAL

- Was bedeutet für dich das Feiern deiner Erfolge? Welche Rituale oder Aktivitäten möchtest du nutzen, um deine Errungenschaften zu würdigen?
- Denke an ein konkretes Beispiel einer Manifestation, die du erzielt hast. Wie hat sich dein Leben dadurch verändert, und welche Lektionen hast du aus diesem Prozess gelernt?
- Fasse die wichtigsten Erkenntnisse der letzten Wochen zusammen. Gibt es ein besonders herausstechendes Aha-Erlebnis?
- Schreibe auf einen Zettel, wer oder was du nicht mehr sein willst, und verbrenne das Papier in einer kleinen feuerfesten Schale. Beobachte die transformierende Kraft des Feuers und lass Raum für Neues entstehen.

Checkliste

Wenn du dieses Kapitel durchgearbeitet hast, solltest du:

- *die Bedeutung des Sahasrara Chakras verstehen und erkennen, wie wichtig es für deine Verbindung zum großen Ganzen und deinem höheren Selbst ist.*
- *die Wichtigkeit von Pausen in kreativen Prozessen nachvollziehen können und wissen, dass es entscheidend ist, Raum für Entspannung zu schaffen, um deine schöpferische Kraft zu erhalten.*
- *aufgehört haben, alte Überzeugungen über das »Verdienen« von Gutem in dir zu tragen, und stattdessen zu akzeptieren, dass Freude und Fülle auf natürliche Weise in dein Leben fließen können.*
- *Übungen und Strategien entwickelt haben, die dir helfen, im Empfangsmodus zu sein und die Wunder des Lebens zu genießen, während du deinen eigenen Weg voller Vertrauen gehst.*

Wenn du die Checkliste nicht vollständig abhaken kannst, bleibe noch eine Weile bei diesem Chakra und wiederhole die ME-YOGA-Praxis so lange, bis du dich bereit für den nächsten Schritt fühlst.

13. KAPITEL

MOTIVIERENDE ABSCHLUSSGEDANKEN, ANREGUNGEN ZUR WEITEREN PRAXIS UND DANKSAGUNG

> *»The true purpose of yoga is to discover that aspect of your being which can never be lost.«*
>
> **PARAMAHANSA YOGANANDA**[29]

Es ist vollbracht! Du stehst am Ende eines intensiven Prozesses, und gleichzeitig ist dies erst der Anfang. Ich persönlich freue mich auf eine wohlverdiente Buchauszeit. Wie du dir vorstellen kannst, sind in den letzten Wochen andere Dinge in den Hintergrund gerückt. Nun ist die Zeit gekommen für Sport, erholsames Ausschlafen, herzliche Treffen mit Freundinnen und entspannende Stunden in der Sauna. Alles hat seine Zeit – auch die Routine darf hin und wieder durchbrochen werden, um Raum für neue Erfahrungen zu schaffen.

Diesen Gedanken möchte ich unbedingt mit dir teilen: Ein Yogi erreicht sein Ziel durch beständiges Üben und die Fähigkeit, loszulassen. Patanjali nennt in den Yoga Sutren das Zusammenspiel von Vairagya (Loslassen) und Abhyasa (Üben). Beides ist essenziell für deinen Weg. Wenn wir zu starr und diszipliniert ein Ziel verfolgen, besteht die Gefahr, dass wir verbissen und engstirnig werden. Doch auch ein zu lockerer Umgang kann hinderlich sein. Achte stets darauf, in Balance zu bleiben, und erkenne, dass die intensiven Schritte, die du hier machst, Zeit benötigen, um verdaut zu werden.

Es kann sein, dass du manchmal müde oder erschöpft bist – das ist ganz normal. Höre auf deinen Körper! Energetische Tiefs können ebenso wie euphorische Höhen Teil deines Wachstumsprozesses sein. Vertraue dir und deinem Körper, denn er ist unglaublich intelligent.

Bitte sei auch nicht zu streng mit dir! Yoga war ursprünglich für Priester und somit für eine »höhere« Kaste geschaffen. Für Menschen, die sich dem alltäglichen Leben entsagt, keine Familie gegründet, keine sexuellen Beziehungen geführt haben und nicht mit Existenzängsten konfrontiert waren. Das ist ein komplett anderes Lebensmodell als deines und meines. Eine Einheitserfahrung zu machen, wenn niemand stört, ist so viel leichter. Wir hingegen haben weniger Zeit für unser Yoga und mehr Störfaktoren. Daher dürfen wir uns auch keinesfalls vergleichen. Höre also auf damit, dir zu erzählen, dass du nicht yogisch bist, wenn du dich mit deinem Partner oder deinen Kindern streitest, wenn du in der Meditation eine schlechte Zeit hast oder du es nicht oft genug auf deine Yogamatte schaffst. Du zeichnest dich dann als Yogi aus, wenn du bereit bist, dich mit dem, was sich in deinem Leben zeigt, auseinanderzusetzen. Ein Yogi ist nicht jemand, der sich zwangsläufig besser fühlt und immer nur gute Laune hat. Ein Yogi ist jemand, der besser fühlen kann. Mutig die eigenen Gefühle wahrnehmen, die Bedürfnisse und Wunden hinter den Emotionen aufspüren und sich daraus neu entwickeln, das ist das Leben eines Yogis in unseren westlichen Sphären.

Zum Abschluss möchte ich dir drei weitere mögliche ME-Yoga-Zyklen in der Praxis vorstellen. Du kennst nun bereits die Abfolge der Asanas durch den gesamten Evolutionsprozess der Chakren. Das Gleiche kannst du jederzeit auch mit den vorgestellten Breathwork-Übungen oder deinen Ankersätzen üben. Vor allem an Tagen, an denen du dich weniger bewegen möchtest oder nicht kannst, sind Breathwork und die Ankersätze wertvolle Begleiter. Sie ermöglichen dir, auch in Zeiten mit weniger Zeit oder Energie deinen inneren Fokus zu bewahren.

ASANA-ZYKLUS

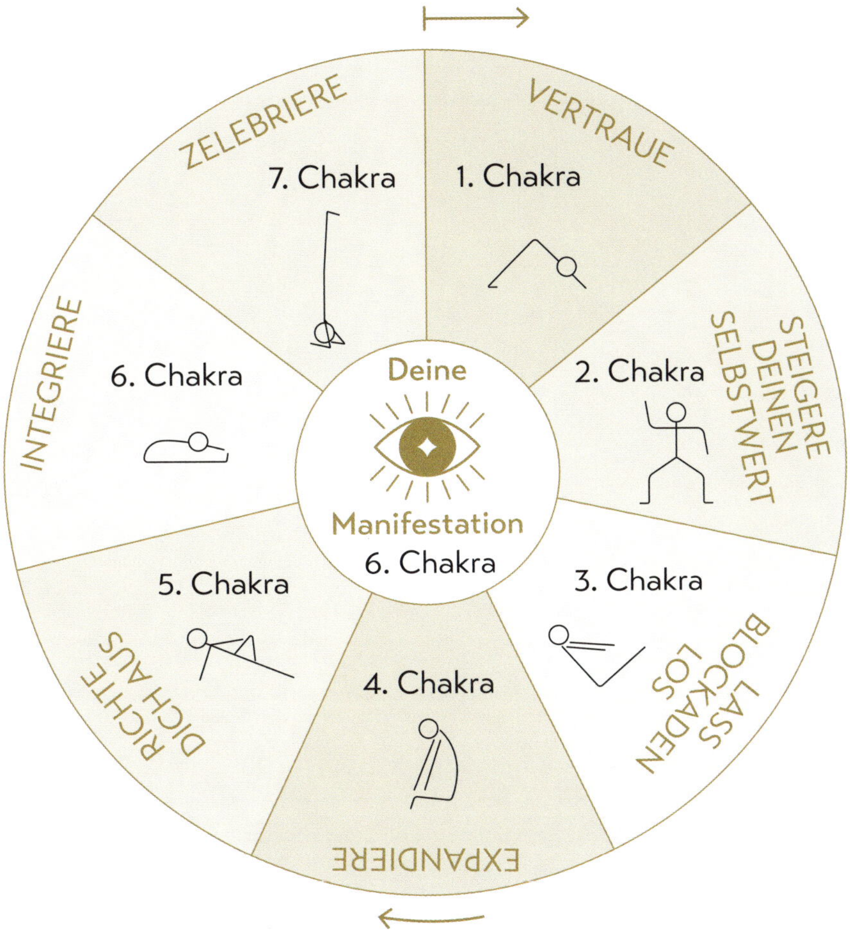

BREATHWORK-ZYKLUS

Der Lichtatem

EA: Arme nach oben
AA: In die Vorbeuge schwingen

EA: Aufrichten, Arme zur Seite
AA: Arme sinken lassen

Atme entlang der Wirbelsäule

EA: Atem nach oben steigen lassen
AA: Atem nach unten fließen lassen

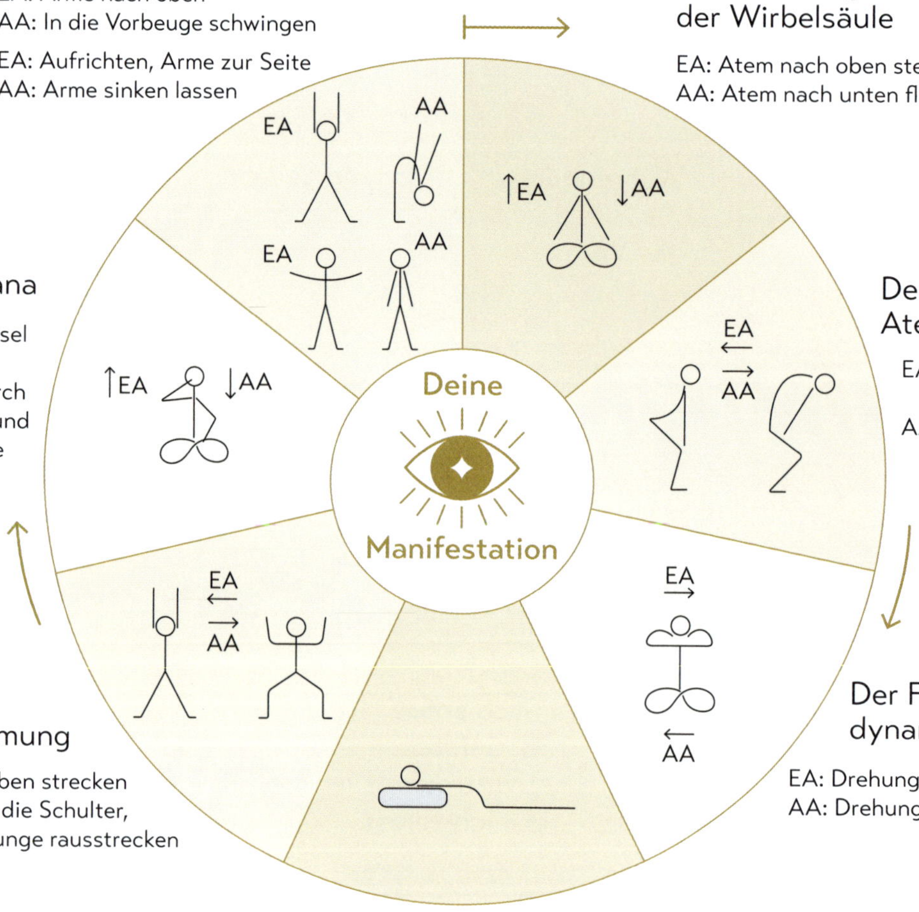

Nadi Shodhana

EA-AA: Im Wechsel ein Nasenloch zuhalten und durch das andere ein- und durch das andere ausatmen

Der ozeanische Atem

EA: Wirbelsäule strecken
AA: Wirbelsäule runden

Der Feueratem dynamisch

EA: Drehung nach links
AA: Drehung nach rechts

Die Löwenatmung

EA: Arme nach oben strecken
AA: Arme neben die Schulter, HA tönen, Zunge rausstrecken

Die Fülle-Atmung

EA: Atmung anhalten
AA: Langsam und bewusst

ANKERSÄTZE-ZYKLUS

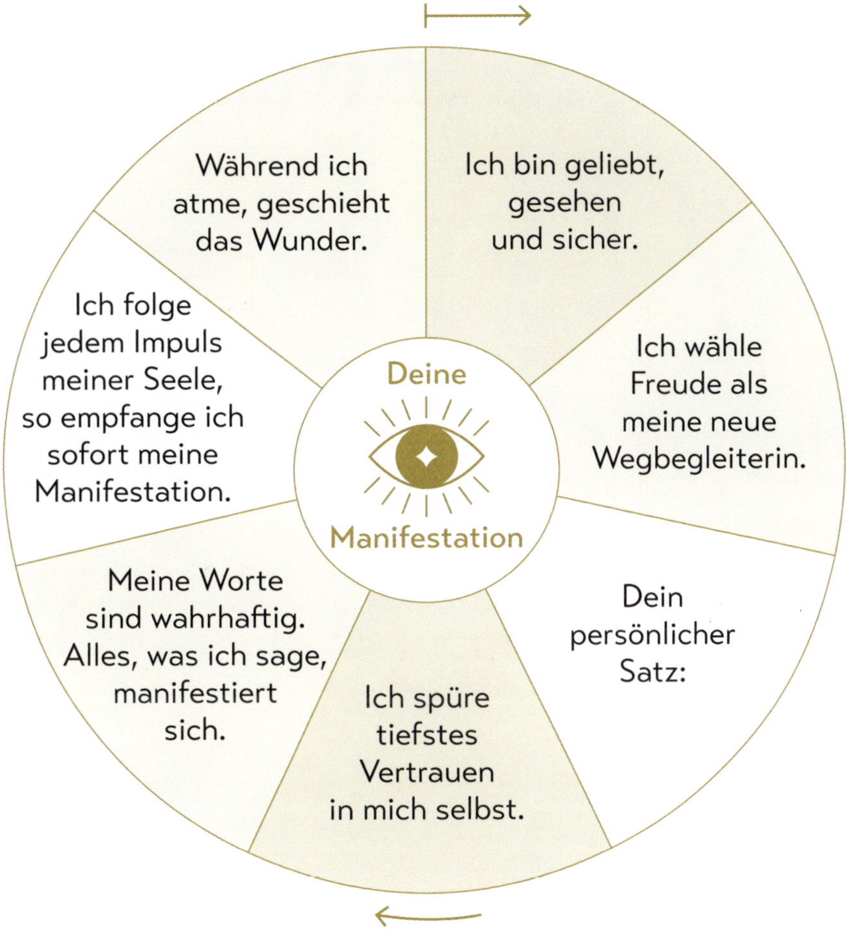
Deine
Manifestation
Ich bin geliebt, gesehen und sicher.
Ich wähle Freude als meine neue Wegbegleiterin.
Dein persönlicher Satz:
Ich spüre tiefstes Vertrauen in mich selbst.
Meine Worte sind wahrhaftig. Alles, was ich sage, manifestiert sich.
Ich folge jedem Impuls meiner Seele, so empfange ich sofort meine Manifestation.
Während ich atme, geschieht das Wunder.

ME YOGA UND DER ZWEIFEL

Was passiert, wenn du alles unternommen hast und sich die äußeren Umstände trotzdem nicht in die gewünschte Richtung bewegen? Du hast die Weichen auf Erfolg gestellt, und dennoch bleibt er aus. Oder noch schlimmer: Du wirst abgelehnt und bekommst nicht das Haus, den Job oder den Partner/die Partnerin, die du dir gewünscht hast. Ich weiß aus eigener Erfahrung, wie deprimierend das sein kann.

Patanjali beschreibt eindrucksvoll in den Yoga Sutren, wie die Kleshas ganz unerwartet zurückkehren können, nachdem wir dachten, sie überwunden zu haben. Der Weg, den du gewählt hast, ist komplex und steckt voller Überraschungen. Manchmal glauben wir, die richtige Entscheidung getroffen zu haben, doch das Universum hat möglicherweise andere Pläne für uns. Auf diesem Weg können »Tests« auftauchen, die uns herausfordern: Das Universum prüft, ob wir wirklich in unserem Selbstwert verankert sind und ob wir uns sicher fühlen mit dem, was wir wollen. Ist es möglich, dass du es gerade mit einem solchen Test zu tun hast? Manchmal können diese Tests auch als »Expander« wirken und den Raum für neue, großartige Möglichkeiten öffnen.

Ich weiß, das willst du nicht lesen. Niemand will das hören. Aber es ist die Wahrheit: Zurückweisung kann stets Teil deines Weges sein. Jamie Kern Lima sagt: »Ablehnung ist Gottes Schutz und Lenkung.« Ablehnung in jeglicher Form ist eine frustrierende und oft hoch emotionale Erfahrung. Für viele Menschen ist sie der Hauptauslöser für intensive Glaubenssätze wie »Ich bin nicht gut genug«, »Ich bin nicht liebenswert« oder »Ich bin nicht attraktiv«. Es ist wichtig zu erkennen, woher diese Glaubenssätze kommen, und sie zu heilen. Gleichzeitig können wir Ablehnung auch in einem neuen Licht betrachten.

> *»When disturbed by negative thoughts, opposite (positive) ones should be thought of.«*
>
> **PATANJALI, YOGA SUTRA 2.33**[30]

Erinnere dich, dass der Teil von dir, der in dieser Auslösesituation getriggert wird, wirklich nur ein Teil von dir ist und dich nicht als Gesamtperson ausmacht. Höchstwahrscheinlich ist Ahamkara, dein »Ich-Bewusstsein« oder auch »ICH-Macher«, aktiv (Seite 43 und 48). Es ist ein verletzter Teil von dir, der nach Heilung sucht. Wechsle nun die Perspektive und verbinde dich mit dem Teil von dir, der bewusst ist und nicht emotional involviert. Betrachte die Situation aus dieser neutralen Perspektive. Du wirst erkennen, dass Ablehnung dich vor späterem Leid schützt. Auch wenn du diesen Job, diesen Partner oder diese Bestätigung von außen unbedingt haben möchtest, so ist es in Wirklichkeit ein Irrtum zu glauben, dass jemand der richtige Partner oder der richtige Job sein könnte, wenn er dich offensichtlich nicht will.

Ablehnung bewahrt dich davor, Zeit und Energie in etwas zu investieren, das von Anfang an nicht für dich bestimmt ist. Wäre es »für dich bestimmt«, würde es sich auch im Außen so zeigen. Sobald du das klar erkennen kannst, kannst du deine Energie neu ausrichten, ohne die Bestätigung von außen suchen zu müssen. Du erkennst, dass Ablehnung nichts mit dir zu tun hat; es sind die Geschichten und Prägungen der anderen Person, die dazu führen, dass sie keine Verpflichtung eingehen möchte. Du bist so, wie du bist – perfekt.

Indem du Ablehnung als Schutz und Lenkung ansiehst, gewinnst du eine neue Perspektive. Du kannst erkennen, dass es nicht darum geht, dass du nicht gut genug bist, sondern dass es einfach nicht die richtige Situation oder Person für dich ist. Richte deinen Fokus auf deine eigene Perfektion und Einzigartigkeit und lenke deine Energie in positive Richtungen.

Du siehst also, dass deine ME-YOGA-Praxis nicht unbedingt damit zu Ende ist, dass du das Buch durchgearbeitet hast. Du kannst jederzeit auf den gesamten Zyklus oder einzelne Kapitel zurückgreifen, je nach Bedarf und unabhängig davon, ob du in einer Krise steckst, wie der oben beschriebenen, oder ob du schon im Flow bist und noch höher performen möchtest. Es bleibt die gleiche Technik und die gleiche Vorgehensweise. Und denke immer dran: Krisen haben das größte Transformationspotenzial.

»And once the storm is over, you won't remember how you made it through, how you managed to survive. You won't even be sure, in fact, whether the storm is really over. But one thing is certain. When you come out of the storm, you won't be the same person who walked in. That's what this storm's all about.«

HARUKA MURAKAMI[31]

NACHWORT

Ich möchte dir zum Abschluss ein wunderbares Beispiel dafür geben, wie das Leben einen mit den richtigen Menschen und Situationen beschenkt, wenn man loslässt und sich einlässt. Martin und ich haben uns im Februar 2024 kennengelernt, und aus dieser Begegnung entstand etwas Besonderes.

Eines meiner großen Ziele auf meiner Manifestationsliste 2023 war, mehr mit Männern zusammenzuarbeiten. Nicht, weil ich Frauen nicht schätze – im Gegenteil, ich liebe die schöpferische Kraft, die aus unserer Community hervorgeht –, sondern weil ich in meinem Umfeld zu beinahe 95 Prozent mit Frauen interagiere. Manchmal fehlt mir einfach diese männliche Energie, sowohl im persönlichen als auch im geschäftlichen Bereich. Ich vertraue meist auf mein Bauchgefühl, ignoriere Unangenehmes (okay, das ist wohl mehr typisch für Nicole als für Frauen im Allgemeinen) und habe wenig Erfahrung und manchmal auch Interesse an Marketing oder dem Lesen von Zahlen. Dies sehe ich nicht als Schwächen, dennoch war der Wunsch in mir, jemanden mit den typisch männlichen Attributen für bestimmte Business-Fragen an meiner Seite zu haben.

Zudem finde ich es an der Zeit, dass mehr Männer sich mit Persönlichkeitsentwicklung, Yoga und Spiritualität beschäftigen. Dies wird langfristig auch zu besseren Beziehungen führen. Das sind nur einige der guten Gründe, weshalb dieser Wunsch auf meiner Manifestationsliste stand.

Im Februar war ich in Hamburg für einen Dreh mit Yoga Easy. Dort lernte ich Martin durch verschiedene Begebenheiten außerhalb des Yoga-Kontexts kennen. Ehemals ein harmloser Flirt, war schnell etwas anderes in der Luft. Wir erkannten ein gemeinsames Kreativpotenzial, gemeinsame Interessengebiete, aber sehr unterschiedliche, sich ergänzende Qualitäten. So blieb unsere Connection bestehen und verwandelte sich innerhalb kürzester Zeit in eine inspirierende Zusammenarbeit.

Martin ist ein Marketingexperte, der die Entwicklung von internetbasierter, bildgebender Werbung in Deutschland maßgeblich mitgestaltet hat. Gemeinsam haben wir mein Herzensprojekt ME YOGA entwickelt und arbeiten täglich daran.

Bei der Frage, ob diese Zusammenarbeit, die nun kurz davor ist, sich in eine gemeinsame Firma zu entwickeln, wirklich das Richtige für mich ist, brauche ich mir nur meine authentische Codierung anzusehen: Wachstum, Kreativität, Verbindung und Abenteuer – all das sehe ich in unserer Zusammenarbeit. Sie passt perfekt zu der Entstehungsgeschichte dieses Buches und hat meinen Vertrauens-Muskel immens wachsen lassen. Wir treffen die richtigen Menschen zur richtigen Zeit. Punkt. Wenn wir mit der richtigen Intention, dem Wissen um unsere Wünsche und viel Vertrauen auf den Weg des ME-YOGA-Manifestationszyklus gehen, wird das Leben uns reich beschenken.

Ach ja, und meine Tochter hat übrigens ihr erstes Engagement am Schauspielhaus Köln bekommen. Du erinnerst dich an ihren Wunsch, oder? In vier Wochen ist die Premiere, und es ist eine Freude zu sehen, wie viel Selbstsicherheit ihr die Tatsache gibt, dass die Dinge sich in ihrem Sinne entwickeln, wenn sie ihrer Freude folgt.

Jetzt bist du dran. Ich versichere dir, dass es für mich das größte Geschenk ist, zu wissen, dass du dieses Buch bis hierher gelesen hast und dass du losgehst für das Leben, das für dich bestimmt ist. Also höre bloß nicht auf zu träumen und groß zu denken!

Werde stark und gehe mutig los für deine Träume – du verdienst alles, wonach dein Herz sich sehnt! Jeder von uns hat die Kraft, einen positiven Einfluss auf diesen Planeten auszuüben. Je mehr Menschen ihrem Herzen folgen, desto besser erblüht unsere Erde. Denn in unseren Herzen können keine Sehnsüchte wohnen, die anderen absichtlich Schaden oder Leid zufügen. Davon bin ich fest überzeugt.

Vertraue darauf, dass dein Leben einen tieferen Sinn hat und dass du das Potenzial besitzt, Dinge zum Guten zu wenden – im Kleinen wie im Großen. Und nun wünsche ich dir viel Freude auf deinem neuen Lebensweg! Wiederhole die Übungen und Meditationen, ganz nach deinem Bedarf. Wenn du eine neue Manifestation in dein Leben bringen möchtest, kannst du auch einen ganzen Zyklus wiederholen.

Zusätzlich zu deiner ME-YOGA-Praxis kann es sich immer lohnen, einen Coach, eine Psychotherapeutin oder einen Heiler an deine Seite zu holen. Auch Familienaufstellungen kann ich nur wärmstens empfehlen, um Blockaden aus deinem System zu lösen, die vielleicht gar nichts mit dir im Einzelnen zu tun haben. All die unterschiedlichen Methoden und Erkenntnisse können sich dann in dir wie ein Puzzle zusammenfügen, und was du letztendlich erkennst, ist dein wahres Selbst. All das ist eine wunderbare Reise und für mich der wahre Sinn des Lebens: ein Weg zurück zu deiner eigenen Essenz. Dich dabei ein kleines Stück begleiten zu dürfen, stimmt mich froh und dankbar.

Ich wünsche dir von Herzen, dass du das Leben lebst, das du dir erträumst.
Om bolo shri sat guru bhagavan, ki jai

Namaste

Deine Nicole.

DANKSAGUNG

Hinter mir liegt ein großartiger Manifestationsprozess, und genauso fühle ich mich auch: glücklich und zugleich ein wenig erschöpft. Gestern entstanden die Bilder für das Buch, und in diesem Zusammenhang möchte ich von ganzem Herzen der wundervollen Hanna Witte danken, meiner Lieblingsfotografin. Ein ebenso großer Dank gebührt Melli, die mich mit ihrem geschickten Make-up so strahlend gemacht hat, sowie allen großartigen Ausstattern, deren Styles perfekt zu meinem Yogalook passen. Ich fühlte mich in jedem Teil wie zu Hause: Kismet, Hey Honey, Tayo Fashion und Mandala – ihr seid großartig!

Ein besonderer Dank geht an das ganze Team vom Scorpio Verlag, die meine Buchidee direkt mit offenen Armen und einem neugierigen Geist aufgenommen haben. Danke für den Glauben an mich und das Projekt. Im Speziellen ein Riesendank an Susanne Klein, die sozusagen das Bindeglied zwischen mir und dem Verlag darstellte und an die ich mich mit allen Fragen und Vorschlägen wenden konnte. Deine Geduld, deine Begeisterungsfähigkeit, deine Liebe zum Detail, das alles hat mir sehr geholfen.

Ein besonders herzlicher Dank geht an meine Familie und Freunde. Für all das Verständnis für mein Einsiedlerdasein in der heißen Buchphase, für frühes Aufstehen, Nicht-ansprechbar-Sein und den ein oder anderen gestressten Tag, den ihr so liebevoll mit einem Augenzwinkern hingenommen habt. Danke auch an meine liebe Studienkollegin und wunderbare Freundin, die diesem Buch eine gute Struktur verpasst hat, wenn mein chaotisches Gen überhandgenommen hat.

Von Herzen danke ich allen Lehrern und Lehrerinnen auf meinem Weg. Alle, die diesen Weg vor mir mit so viel Liebe, Hingabe und Disziplin gegangen sind und die diese Praxis mitentwickelt oder weiterentwickelt haben. Ein besonderer Dank geht an Lacy Phillips, die mich mit ihrer Plattform tobemagnetic inspiriert hat.

Dann ist da noch Martin, ohne den dieses Buch mit Sicherheit ganz anders aussehen würde. Jemanden an meiner Seite zu wissen, der mit viel Skepsis, Neugierde und Perfektionismus auf meine Arbeit guckt, war für mich neu und hat mich wachsen lassen. Martin, wenn du das jemals bis zum Ende lesen solltest: Danke für deine frischen Perspektiven und deine Fähigkeit, mich immer wieder aus meiner Komfortzone zu ziehen.

Danke euch allen. So schließt sich der Kreis, und ich möchte erneut das Guru-Mantra zitieren: »Meine Geburt ist mein Lehrer, mein Leben ist mein Lehrer, Krankheit und Schwierigkeiten sind meine Lehrer. Jeder Mensch und jedes Lebewesen sind meine Lehrer, und es gibt etwas fernab des Greifbaren, was mich lehrt. Ich verbeuge mich vor all diesen Lehrern.«

QUELLENVERZEICHNIS

1 *»Nichts verschwindet jemals, bis es uns nicht alles gelehrt hat, was wir wissen müssen.«*
Pema, Chödron: *When Things Fall Apart*, HarperNonFiction; Thorsons Classics edition (7. März 2005)

2 *»Das Universum führt uns immer, wenn wir unsere Energie und Absicht zielgerichtet bündeln. Geben wir unsere Erwartungen an den Ausgang ab und kommen in Fluss mit der Energie der unbegrenzten Möglichkeiten, lässt die Reaktion des Universums nicht lange auf sich warten.«*
Gabrielle Bernstein: *Das Universum steht hinter dir. Wie wir Angst in Vertrauen verwandeln*, LEO Verlag 2017

3 *»Du hast die Macht, deine Zukunft zu verändern. Jeder Gedanke, jedes Wort, jede Handlung ist ein Schritt in Richtung des Lebens, das du dir wünschst.«*
Lisa Nichols: *No Matter What! 9 Steps to Living the Life You Love*, Piatkus (6. Mai 2010)

4 *»Alle Blumen von morgen schlummern in den Samen von heute.«*
Robin Craig Clark: *The Miracle of Flowers*, CreateSpace Independent Publishing Platform 2010

5 *»Du bist, was dein sehnlichster Wunsch ist. So wie dein Wunsch ist, so ist dein Wille. So wie dein Wille ist, so ist deine Handlung. Wie deine Handlung ist, so ist dein Schicksal.«*
Brihadaranyaka Upanishad 4.4.5

6 *»Der Geist ist der Schöpfer von allem. Deshalb sollte man ihn so lenken, dass er nur Gutes erschafft. Wenn man mit starker Willenskraft an einem bestimmten Gedanken festhält, nimmt er schließlich eine greifbare äußere Form an.«*
Paramahansa Yogananda: *Autobiography of a Yogi*, SELF REALIZATION FELLOWSHIP; 3. Edition (1. Januar 1994)

7 *»Emotionen werden durch Bewegung hervorgerufen. Wenn Sie Ihren Körper bewegen, verändert sich Ihre körperliche Verfassung und auch Ihre Denkweise. Wenn Sie Ihre Wünsche verwirklichen wollen, müssen Sie sowohl Ihren Geist als auch Ihren Körper einsetzen.«*
Tony Robbins: *Unleash the Power Within*, Simon & Schuster Audio 2006

8 *»Yoga ist die Reise des Selbst, durch das Selbst, zum Selbst.«*
Bhagavad Gita, Kapitel 6, Vers 20

9 *»Irgendwann wirst du das, woran du ständig denkst.«*
Ralph Waldo Emerson, Spiritual Laws (1841)

10 *»Die Art, wie Sie jeden Tag beginnen und Ihr Morgenprogramm, wirken sich entscheidend auf Ihren Erfolg in jedem einzelnen Bereich Ihres Lebens aus.«*
Hal Elrod: *The Miracle Morning. Updated an Expanded Edition. The 6 Habits That Will Transform Your Life Before 8AM*, John Murray One (14. Dezember 2023)

11 *»Das erste Chakra verbindet uns mit der Erde und unserer realen Welt, während die oberen Chakren uns Zugang zum Feld der unendlichen Möglichkeiten verschaffen. Bei der Manifestation geht es darum, diese Zentren aufeinander abzustimmen und die höchsten Visionen in einer physischen Form zu materialisieren.«*
Anodea Judith: *Wheels of Life. A User's Guide to the Chakra System*, Llewellyn Publications, U.S.; 2nd Rev and Expanded ed. Edition (1. September 1987)

12 *»Bitte, und es wird dir gegeben. Wie du denkst, so schwingst du. Und es ist dein Energiefeld, das deiner Anziehungskraft entspricht.«*
Esther Hicks: *Ask and It Is Given: Learning to Manifest Your Desires*, Hay House LLC 2004

13 *»Deine Präsenz ist deine Kraft. Wenn du mit deinem wahren Selbst in Einklang bist, unterstützt dich das Universum voll und ganz.«*
Gabrielle Bernstein: *Super Attractor: Methods for Manifesting a Life Beyond Your Wildest Dreams*, Hay House 2019

14 *»Sei untadelig in deinem Wort. Sprich mit Integrität. Sage nur, was du meinst. Vermeide es, das Wort zu benutzen, um gegen dich selbst zu sprechen oder über andere zu tratschen. Nutze die Kraft deines Wortes in Richtung Wahrheit und Liebe.«*
Don Miguel Ruiz: *The Four Agreements A Practical Guide to Personal Freedom, A Toltec Wisdom Book*, Amber-Allen Publishing, Incorporated; 10th Anniversary ed Edition (10. Juli 2018)

15 *»Das Sakralchakra ist das Zentrum der Kreativität und des Wohlbefindens. Wenn Sie Ihre Wünsche und Passionen annehmen, verbessern Sie Ihre Fähigkeit, diese zu manifestieren.«*
Anodea Judith: *Eastern Body, Western Mind. Psychology and the Chakra System As a Path to the Self*, Clarkson Potter/Ten Speed; Genvised udgave (1. August 2004)

16 *»Bei der Manifestation geht es wirklich darum, den eigenen Selbstwert zu steigern. Was du auf einer unterbewussten Ebene glaubst, verdient zu haben, das wirst du in dein Leben ziehen.«*
Lacy Phillips: *To Be Magnetic website* (various blog posts and workshops on manifestation, abgerufen 2024)

17 *»Das Solarplexus-Chakra ist dein Kraftzentrum. Es gibt dir Kraft, deine Ziele zu verfolgen und deine Absichten zu verwirklichen.«*
Caroline Myss: *Anatomy of the Spirit, The Seven Stages of Power and Healing*, Bantam; Reprint Edition (1. Mai 1997)

18 *»Der Prozess der Veränderung erfordert, dass man das Gelernte wieder verlernt. Es erfordert, dass man die Gewohnheit, man selbst zu sein, ablegt und ein neues Selbst erfindet. Es reicht nicht aus, bewusst neue Entscheidungen zu treffen. Man muss sich auch auf einer unbewussten Ebene verändern.«*
Joe Dispenza: *Breaking the Habit of Being Yourself: How to Lose Your Mind and Create a New One*, Hay House LLC; reprint edition (15. February 2013)

19 *»Es kann schwierig sein, zu unserer eigenen Geschichte zu stehen, aber nicht annähernd so schwierig, wie sein Leben damit zu verbringen, vor ihr davonzulaufen. Unsere Verletzlichkeit zu akzeptieren, ist riskant, aber nicht annähernd so gefährlich, wie die Liebe, Zugehörigkeit und Freude aufzugeben – die Erfahrungen, die uns am verwundbarsten machen.«*
Brené Brown: *Daring Greatly. How the Courage to Be Vulnerable Transforms the Way We Live, Love, Parent, and Lead*, Penguin Life; 1. Edition (3. Dezember 2015)

20 *»Das Herzchakra verbindet dich mit Liebe und Mitgefühl. Aus diesem Raum heraus können sich deine Manifestationen auf das höchste Wohlergehen für dich und andere ausrichten.«*
Jack Canfield: *The Success Principles.How to Get from Where You Are to Where You Want to Be*, HarperNonFiction (3. Januar 2005)

21 »Das Gesetz der Anziehung besagt, dass Gleiches Gleiches anzieht. Wenn du dich also auf einen bestimmten Gedanken konzentrierst, so ziehst du auch weitere gleichartige Gedanken an.«
Rhonda Byrne: *The Secret*, Simon & Schuster UK; 1. Edition (4. Dezember 2006)

22 *»Wenn Sie wirklich im gegenwärtigen Moment sind, ist Ihre Energie nicht mehr zerstreut. Sie sind nicht Ihre Vergangenheit oder Ihre Zukunft; Sie erschaffen eine neue, kohärente, energetische Präsenz. Dann beginnen Sie zu manifestieren.«*
Joe Dispenza: *Becoming Supernatural: How Common People Are Doing the Uncommon*, Hay House Inc (31. Oktober 2017)

23 *»Durch Klang und Schwingung gibt das Kehlchakra unseren Gedanken und Ideen eine Form und trägt sie in die Welt hinaus. Hier beginnt die Manifestation, denn unsere Absichten nehmen durch Worte Gestalt an.«*
Anodea Judith: *Wheels of Life, A User's Guide to the Chakra System*, Llewellyn Publications, U.S.; 2nd Rev and Expanded ed. Edition (1. September 1987)

24 *»Ihre Gedanken und Worte erschaffen Ihre Realität. Je klarer Sie sich darüber sind, was Sie wollen, und je mehr Ihre täglichen Handlungen mit Ihren Worten übereinstimmen, desto effektiver werden Sie manifestieren.«*
Brendon Burchard: *High Performance Habits. How Extraordinary People Become That Way*, Hay House (19. September 2017)

25 *»Das dritte Auge ist der Sitz von Intuition und Einsicht. Das Vertrauen in die innere Führung ist für eine effektive Manifestation unerlässlich.«*
Anodea Judith: *Wheels of Life, A User's Guide to the Chakra System*, Llewellyn Publications, U.S.; 2nd Rev and Expanded ed. Edition (1. September 1987)

26 *»Wenn du zulässt, dass die universelle Kraft durch dich fließt, kannst du leicht Signale empfangen und Führung erhalten. Vielleicht hörst du Lieder, bekommst Nachrichten von Freunden und spürst sogar die intuitive Führung durch deine innere Stimme der Weisheit. Diese göttliche Führung erfolgt schnell, wenn du es zulässt.«*
Gabrielle Bernstein: *Super Attractor. Methods for Manifesting a Life beyond Your Wildest Dreams*, Hay House UK 2021

27 *»Das Kronenchakra verbindet dich mit dem Universum und deinem höheren Selbst. Durch diese Verbindung kannst du deine höchste Bestimmung verwirklichen.«*
Deepak Chopra: *The Seven Spiritual Laws of Success. A Practical Guide to the Fulfillment of Your Dreams*, Amber-Allen Publ., New World Library; First Printing Edition (9. November 1994)

28 »Deine Beziehung zu dir selbst gibt den Maßstab für jede Beziehung vor, die du hast, einschließlich deiner Beziehung zu Fülle und Erfolg.«
Mark Groves: *Create the Love podcast*, abgerufen am 11.09.2024

29 *»Der wahre Zweck des Yoga besteht darin, den Aspekt deines Wesens zu entdecken, der niemals verloren gehen kann.«*
Paramahansa Yogananda: *Autobiography of a Yogi*, SELF REALIZATION FELLOWSHIP; 3. Edition (1. Januar 1994)

30 »*Wenn man von negativen Gedanken geplagt wird, sollte man an das Gegenteil (also an Positives) denken.*«
Patanjali: Yoga Sutras, 2. Kapitel, Vers 33

31 »*Und wenn der Sturm vorbei ist, wirst du dich nicht daran erinnern, wie du ihn überstanden hast, wie du es geschafft hast zu überleben. Du wirst nicht einmal sicher sein, ob der Sturm wirklich vorbei ist. Aber eines ist sicher. Wenn du aus dem Sturm herauskommst, wirst du nicht mehr derselbe Mensch sein, der du vorher warst. Darum geht es bei diesem Sturm.*«
Haruka Murakami: *Kafka on the Shore*, Vintage; 1st edition (6. October 2005)

LESEEMPFEHLUNGEN

Bernstein, Gabrielle: *Super Attractor. Methods for Manifesting a Life beyond Your Wildest Dreams*, Hay House UK 2021

Bernstein, Gabrielle: *Das Universum schenkt dir alles: In 11 Schritten zu einem freien, erfüllten und verbundenen Leben*, Arkana 2020

Bernstein, Gabrielle: *Das Universum steht hinter dir. Wie wir Angst in Vertrauen verwandeln*, LEO 2017

Dispenza, Joe: *Ein neues Ich: Wie Sie Ihre gewohnte Persönlichkeit in vier Wochen wandeln können*, Koha 2012

Judith, Anodea: *Eastern Body, Western Mind: Psychology and the Chakra System As a Path to the Self*, Clarkson Potter/Ten Speed; Revised Edition 2004

Knoope, Marinus: *Die Kreationsspirale. Wie wir Wünsche zur Wirklichkeit werden lassen können*, Urachhaus 2003

Little, Tias: *Yoga of the Subtle Body: A Guide to the Physical and Energetic Anatomy of Yoga*, Shambhala 2016

Maki, Bhavani Silvia: *The Yogi's Roadmap. Patanjali Yoga Sutra as a Journey to Self Realization*, Independen Publishing Platform 2013

Selig, Paul: *I am the Word. A Guide to the Consciousness of Man's Self in a Transitioning Time*, TarcherPerigee 2010

Swart, Tara: *Die Quelle: Wie unser Denken unser Schicksal beeinflusst. Bahnbrechende Erkenntnisse über die erstaunliche Kraft unserer Gedanken*, Ariston 2019

Tolle, Eckart: *Jetzt! Die Kraft der Gegenwart*, Kamphausen Media GmbH, 20. Edition (2010)

Villain, Kat: *Yoga as Origami. Themes from Katonah Yoga*, FriesenPress 2017